# 何でも調べればわかる今、レジデントノートがめざすもの

創刊 23 年目となったレジデントノート。
皆さまの声を聞きながら、
「研修医が現場で困っていること」や「意外と教わらないこと」、
「研修中に必ず身につけたいこと」を取り上げます。

そして、研修医に必要なことをしっかり押さえた、
具体的でわかりやすい解説を大切にします。

救急外来や病棟はもちろん、新しい科をローテートするとき、
あるテーマについて一通り勉強したいときも
ぜひ本誌をご活用ください。

私たちはこれからも読者の皆さまと
ともに歩んでいきます。

## 研修医を応援する単行本も続々発刊！

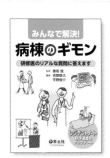
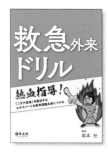
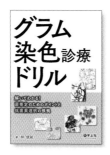
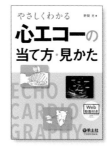
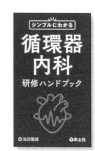

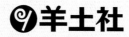

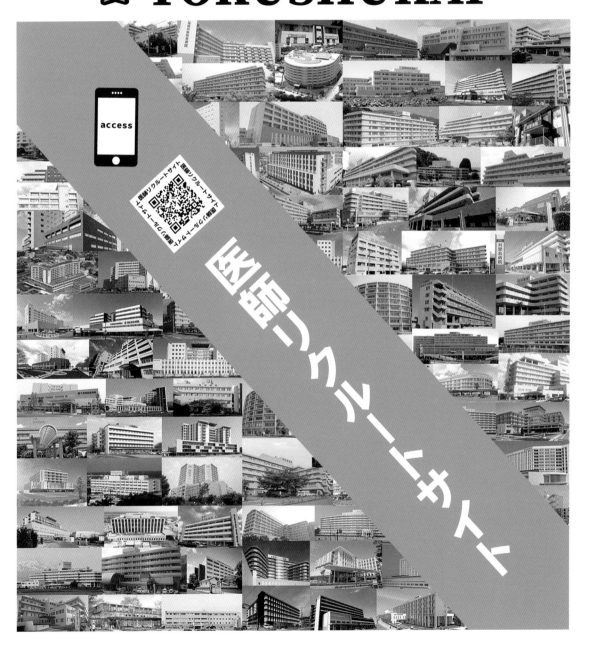

# レジデントノート

## contents

2021 Vol.23-No.13 12

# 敗血症診療
# その"一晩"を乗り越える

早期診断からショック対応・抗菌薬・ICU管理・病状説明まで
迅速な治療介入に必須となる意思決定の指針、教えます

編集／髙場章宏（JA広島総合病院 救急・集中治療科）

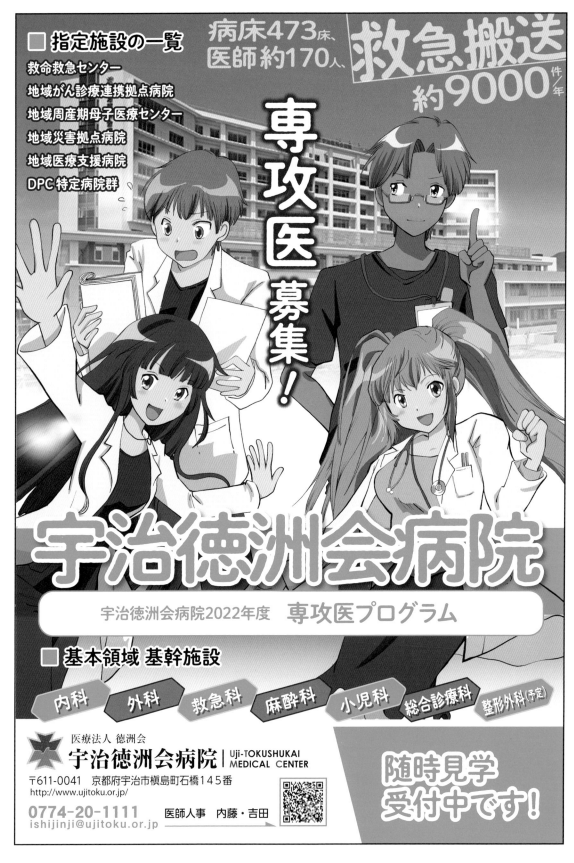

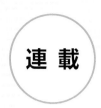

# レジデントノート
## contents

2021 **12**
Vol.23-No.13

# 連 載

# 都民1，400万人の 生(いのち) と健康を衛(まも)る
# 東京都公衆衛生医師募集！
## 東京都・特別区・八王子市・町田市 保健所医師

### 〜公衆衛生のフィールドにチャレンジしませんか？〜

公衆衛生医師は、社会全体の健康について考える行政職の医師です。

住民に身近な生活習慣病・母子保健などの健康づくり対策や、感染症発生時の健康危機管理対策等について、医師としての専門知識や技術をもとに評価や判断を行うとともに、様々な分野の事業の企画・立案・実行・進行管理など、行政職としての役割も担います。

公衆衛生行政を通じて社会のために貢献したいという熱意にあふれる皆様をお待ちしています。

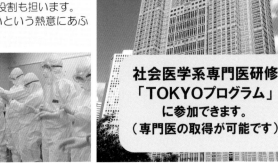

社会医学系専門医研修
「TOKYOプログラム」
に参加できます。
（専門医の取得が可能です）

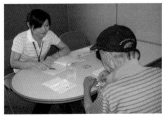

結核患者へのDOTS風景　　　防護服着脱訓練風景

経験は問いません。また、入職前に公衆衛生を専門的に学んでいなくても、研修や先輩医師のサポートがありますので、初めての方でも安心して働くことができます。

【応募資格】　医師免許を取得し、臨床研修を修了した方

【勤務場所】　東京都・特別区・八王子市・町田市の保健所及び本庁

【業務内容】　感染症対策・精神保健・健康相談・母子保健・難病対策等

【勤務条件等】1日7時間45分勤務、土日・祝日及び年末年始は休み（ただし、緊急時は超勤・休日出勤あり）。年次有給休暇、夏季休暇、育児休業など福利厚生や研修も充実しています。

## ☆採用のご相談・応募は随時受け付けています！

採用についてのご相談は随時受け付けています。個別面談も実施しており、業務内容の説明もさせていただきます。

また、採用時期のご希望をお伺いすることも可能です。年度途中のご入職もできますので、お気軽に下記までお問い合わせください。

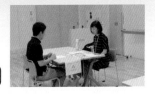

なお、令和4年4月入職のご応募は、令和3年12月3日（金）締切りです。

東京都福祉保健局保健政策部保健政策課公衆衛生医師担当
電話：03-5320-4335（直通）
Ｅメール：S0000282@section.metro.tokyo.jp

# 実践！画像診断 Q&A - このサインを見落とすな

## 高熱と背部痛で受診した70歳代女性

（出題・解説）山内哲司

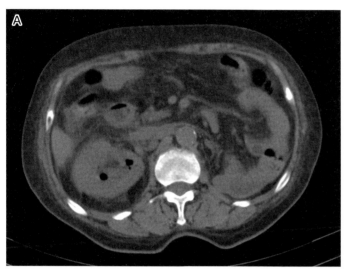

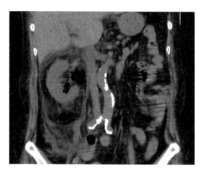

図2　来院時腹部単純CT（冠状断）

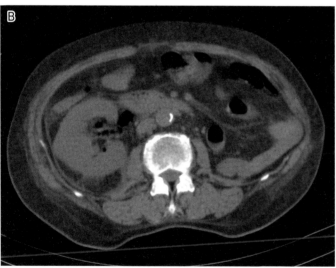

図1　来院時腹部単純CT（軸位断）
A，B）頭側から順に2スライスを呈示．

病歴：3日前に新型コロナウイルスに対するワクチン接種．前日夜から発熱，悪寒も伴う．本日になっても発熱が続いているため心配になり受診．

既往歴：左腎がん（摘出術後），高血圧．

身体所見：体温39.2℃．意識はやや混濁．背部に自発痛あり．左肩に圧痛と左腋窩から頸部にかけて痛みあり．

血液検査：WBC 18,000/μL，CRP 12 mg/Lなど炎症反応高値．

## 問題

Q1：単純CT（図1，2）の所見は？

Q2：診断は？

本症例はweb上での連続画像の参照を推奨します．

Satoshi Yamauchi
（奈良県立医科大学 総合画像診断センター・教育開発センター）

web上にて本症例の全スライスが閲覧可能です．

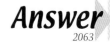
Answer
2063

## ある1年目の研修医の診断

ワクチン接種後なので発熱していてもよいと思いますが，ここまで炎症反応が高いのはおかしいですね．右腎がちょっと大きい気がします．尿が汚ければ腎盂腎炎でしょうか．

## 解答　気腫性腎盂腎炎

A1：右腎が腫大し周囲に脂肪織混濁が認められる（図2▶）．さらに腎盂や尿管にガスも確認できる（図1，2▶）．
A2：気腫性腎盂腎炎．

### 解説

2021年は発熱に対する診療を行う際に，特殊な考え方を要する1年だったかと思う．2020年はCOVID-19がはじめて世界に広がり，発熱診療が根底から変化した1年だったが，今年は国内でも大規模なワクチン接種が行われ，その副反応として高頻度に発熱が認められたため，接種のタイミングによっては強い発熱や倦怠感に対しても「これくらいは普通かな」と考えがちなことがあった．年末の今回の症例は，そのようなエピソードに伴ったものである．

腎盂腎炎は*Escherichia coli*などによる尿路感染症で，特に腎実質内外にガスを認める場合に気腫性腎盂腎炎と呼ばれる．糖尿病患者に多い重症尿路感染症で，致死率は約2割程度とされる．治療は抗菌薬の全身投与のほか，ドレナージ（経皮的や経尿路，開腹），場合により腎摘出術も選択される．背景に糖尿病がある場合には，血糖コントロールも重要である．

選択肢となる画像検査は超音波や腹部単純X線写真で，腎実質やその周囲のガス像が検出され診断に有用であり，CTのスカウト像でも同様にこのガスは検出可能な場合がある（図3）．CTの断層画像では，腎盂，腎杯や尿管にガス像，腎周囲に脂肪織混濁が認められ（図1，2），時には膿瘍形成が確認される．実臨床では尿路感染症の診断自体は尿所見が優先され，画像検査がなされないことも多いだろう．しかし尿路閉塞の原因の有無やガスの有無などで治療方針が変わる場合もあるため，重篤感や既往歴，病歴などから必要に応じて利用するとよい．

なお，膀胱にカテーテルが留置されている場合には，その操作で空気が混入することはしばしばあるため，腎盂や尿管内にガスがみられることもあり，気腫性膀胱炎の所見と類似する．出会う頻度としてはそちらの方が多いだろうし，本例のようにほかに発熱の原因が想定される場合はなおさら間違いやすい．しかし診療の基本ではあるが，重篤な疾患が隠れていることがあるため，どんなときでも「思い込まない，決めつけない」診療，診断を心がけたいものである．

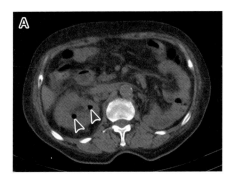

**図1　来院時腹部単純CT（軸位断）**
A）左腎実質や腎杯あたりにガスを疑う低濃度域が複数認められる（▶）．
B）尿管から腎盂にかけても同様にガス像が確認される（▶）．

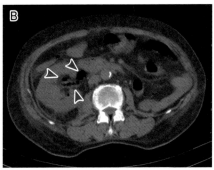

**図2　来院時腹部単純CT（冠状断）**
冠状断ではより腎盂から尿管にかけてのガスの分布がわかりやすい（▶）．また腎周囲には脂肪織混濁も確認される（▶）．

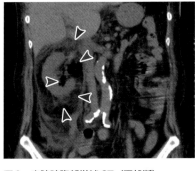

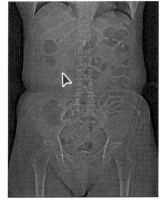

**図3　腹部単純CT（スカウト像）**
スカウト像でも，これらのガスは描出されている（▶）．

本コーナーはオンラインでもご覧いただけます：www.yodosha.co.jp/rnote/gazou_qa/index.html

## Case2

[胸部編]

WEBで読める!

> ### 全身倦怠，酸素飽和度低下により紹介となった 70歳代女性

（出題・解説）早稲田優子

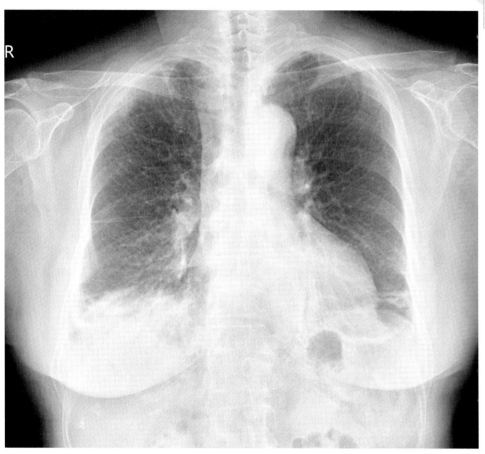

図1 胸部単純X線写真

**病歴**

症例：70歳代女性．**主訴**：全身倦怠．**既往歴**：右緑内障．**職業**：無職．**喫煙**：なし．**飲酒**：機会飲酒．

**現病歴**：2週間前から全身倦怠を自覚し近医受診．呼吸困難の自覚はないものの胸部単純X線写真にて肺炎像を認め，安静時のSpO₂ 89〜91 %と低値を認めたため，同日紹介受診となった．

**身体所見**：身長153.7 cm，体重55.4 kg，体温37.3℃，血圧109/82 mmHg，脈拍78回/分，呼吸数20回/分，SpO₂ 92 %（室内気），意識清明．心雑音なし，呼吸音正常，下腿浮腫なし，皮疹なし．

**血液検査**：WBC 5,900/μL（好中球66 %，リンパ球17 %，好酸球4 %），Hb 13.0 g/dL，Plt 24.5万/μL，AST 90 IU/L，ALT 69 IU/L，LD 340 IU/L，BUN 11 mg/dL，Cr 0.71 mg/dL，CRP 3.4 mg/dL，D-dimer 1.1 μg/mL．

**動脈血液ガス分析（室内気）**：pH 7.471，$PaO_2$ 63.8 Torr，$PaCO_2$ 30.4 Torr．

**問題**

**Q1：胸部単純X線写真（図1）の所見は？**

**Q2：診断のためにさらに必要な検査は？**

Yuko Waseda 〔福井大学医学系部門 内科学（3）分野〕

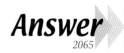

**Answer**

*2065*

| ある1年目の<br>研修医の診断 | | 抗MDA5抗体陽性急速進行性間質性肺炎 |
|---|---|---|
| 両側下肺野にコンソリデーションを認めます．年齢からも誤嚥性肺炎を疑って胸部CTを施行し抗菌薬を開始します． | 解答 | **A1**：胸部単純X線写真では両側肺底部にコンソリデーション，右上肺野胸膜側にすりガラス陰影を認める．右の小葉間裂の位置（図1 ➡）は低く，右下葉は縮みを伴っていることがわかる．<br>**A2**：2週間で進行する縮みを伴った間質性肺炎であり，そのなかでも筋炎関連間質性肺疾患が鑑別にあがる．診断のために胸部CT撮影，KL-6，SP-D，各種自己抗体（特に筋炎特異的自己抗体）を測定する． |

## 解説

胸部単純X線写真では両側肺底部にコンソリデーション，右上肺野胸膜側にすりガラス陰影を認める．右横隔膜がほぼ見えないことから，そのコンソリデーションは右下葉では広範囲に分布することがわかる．小葉間裂の位置（図1 ➡）より，右下葉は縮みを伴っていると判断され，縮みを伴うコンソリデーションの存在が疑われる．誤嚥性肺炎も含む急性細菌性肺炎では，縮みを伴う陰影となることはなく，発症から2週間の経過でSpO$_2$ 92％となっていることからも，酸素化障害を伴う急速進行性間質性肺炎が生じていると考えられる．

胸部CTでは，右上葉は胸膜に沿ったすりガラス影であるが（図2A），下葉に行くにつれて末梢側から気管支血管束にかけてのコンソリデーションとなっており，下葉の縮みを伴っている（図2B）．当初は誤嚥性肺炎が疑われ抗菌薬の投与が行われたが，急速に酸素化障害が増悪し，第8病日にはリザーバー15LにてSpO$_2$ 92％となり，陰影の増悪も認めた（図3）．採血にてKL-6 921 U/mLと判明し，急速進行性間質性肺炎と判断，ステロイドパルスなどの強力な抗炎症療法が行われたが改善することなく，第16病日には陰影の増悪に加えKL-6 6,953 U/mLと著増し，第17病日に永眠された．後に抗MDA5抗体 2,530 Indexの結果が判明し，抗MDA5抗体陽性の急速進行性間質性肺炎と診断された．

すりガラス影や縮みを伴うコンソリデーションが胸膜側や気管支血管束周囲に認められる場合は筋炎関連間質性肺炎も疑い，抗ARS抗体や抗MDA5抗体を測定する[1]（ただし，抗MDA5抗体は皮膚筋炎の診断下にて保険適応）．抗MDA5抗体陽性の間質性肺炎は近年その病態，診断，治療法に注目が集まっている疾患である．筋無症候性皮膚筋炎に生じやすく，筋炎がなく本症例のように皮膚所見を欠く場合もあるので，急速に進行する間質性肺炎をみた場合には本疾患を積極的に疑う必要がある．本疾患は非常に予後の悪い疾患であるが，早期に多剤併用の抗炎症療法を行うことで予後が改善することがわかっている[2]．抗体の結果判明前の治療開始が必要なこともあり，呼吸器内科医や膠原病内科医などの専門家にすみやかに相談されたい．なお，COVID-19との鑑別が困難である症例もあり，その際にはCOVID-19の否定と同時に本疾患の診断・治療が必要となる．

### 引用文献

1)  Waseda Y, et al：Chest computed tomography findings of adult patients with antimelanoma differentiation-associated protein 5 antibody-positive interstitial lung disease. Modern Rheumatology, 2021（in press）
2)  Tsuji H, et al：Multicenter Prospective Study of the Efficacy and Safety of Combined Immunosuppressive Therapy With High-Dose Glucocorticoid, Tacrolimus, and Cyclophosphamide in Interstitial Lung Diseases Accompanied by Anti-Melanoma Differentiation-Associated Gene 5-Positive Dermatomyositis. Arthritis Rheumatol, 72：488-498, 2020（PMID：31524333）

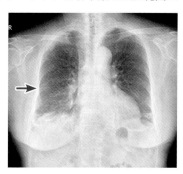

図1　胸部単純X線写真

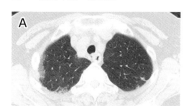

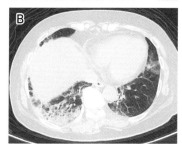

図2　胸部単純CT（第1病日）

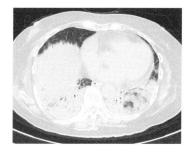

図3　胸部単純CT（第8病日）

本コーナーはオンラインでもご覧いただけます：www.yodosha.co.jp/rnote/gazou_qa/index.html

# NEW 完全ワイヤレス ポケットエコー

# Vscan AirCL

## See more. Treat faster.

メーカー希望小売価格
**79.8万円**\* ＊税込877,800円

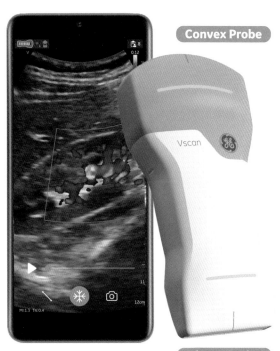

**Convex Probe**

**Linear Probe**

本体一式にモバイル端末は含まれません。

## いつでも手軽に、どこでも想いのままに。迷うことなく高画質。

コンベックスとリニアどちらも搭載した Dual Probe で深部から浅部までさまざまな領域をスキャン。エコー画像の表示・操作・共有は専用アプリをダウンロードしたスマートフォンやタブレットで。
手のひらサイズにこだわった１０年の実績と、最新のテクノロジーによりワイヤレス化が実現。これまでにない実用性でどこでも簡単にエコー検査が実施可能となりました。

### Specification

- ●製品名　Vscan Air CL
- ●サイズ　131 × 64 × 31mm
- ●重さ　205g
- ●プローブ仕様　コンベックス：2-5MHz
  　　　　　　　　リニア：3-12MHz
- ●連続使用時間　約50分
- ●本体保証　3年間

### 本体付属品

- ●本体用保護ケース
- ●ワイヤレスチャージャーパッド
- ●チャージャー用ACアダプター

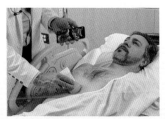

病棟での POCUS 用途に

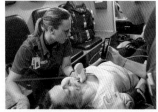

救急での FAST 用途に

## Vscan特設ホームページのご案内

デモ画像やその他コンテンツを随時アップデートしております。

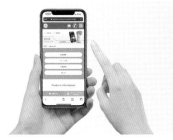

詳しくはこちらへ

vscan.gehealthcare.co.jp
**GEヘルスケア・ジャパン株式会社**
カスタマーコールセンター　0120-202-021

〈医療機器認証/承認番号〉
製造販売：GE ヘルスケア・ジャパン株式会社
販売名称：汎用超音波画像診断装置 Vscan Air
医療機器認証番号：303ACBZX00012000
"Vscan Air CL"は、上記医療機器の装置本体（CL プローブ）のことです。
Vscanは、General Electric Companyの登録商標です。
写真の携帯端末はVscan Air CL 一式には含まれておりません。
適応モバイル端末には使用上の必須要件があります。詳細は弊社までお問い合わせください。
記載内容は、お断りなく変更することがありますのでご了承ください。

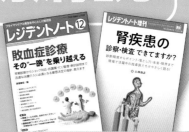

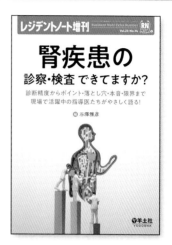

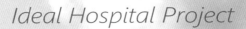

# 敗血症診療
# その"一晩"を乗り越える

早期診断からショック対応・抗菌薬・ICU管理・病状説明まで
迅速な治療介入に必須となる意思決定の指針、教えます

# 特集にあたって

髙場章宏

## 1 敗血症パンデミックに備えよ！

　すべての診療科で遭遇する致死的な疾患といえば，敗血症．日本では高齢化に伴い，敗血症患者がさらに増加すると予想されています．その予後を左右するのは，早期診断・早期治療．一晩の遅れは，まさに命取りとなります．あなたは自信をもって対応できますか？

## 2 複雑化した敗血症診療

　私が初期研修医だった10年前，敗血症性ショックの治療といえば，EGDT（early goal-directed therapy，早期目標指向形治療）が主流でした．中心静脈圧を指標として十分な輸液を行い，それでも平均血圧が低ければ血管収縮薬を使用，ショック（＝酸素需給バランスの異常）が改善しているかどうかをScvO2で判断し，目標に到達していなければ動脈血酸素含有量を増やすために輸血するか，心拍出量を上げるために強心薬を使用する，というものです（図）[1]．プロトコルの指標と目標値がはっきりしており，研修医でもこの通りに行えば対応できたので，私は敗血症診療が好きになりました．

　しかし，その後行われた検証で，EGDTは通常治療と比較して，予後を改善しないことが示されたのです[2〜4]．この10年ではっきりしたこと，それは，① ショックの臨床症状は複雑・曖昧であり，単一の指標を用いて治療介入を決定するのは困難である，② 敗血症は異質性の高い症候群であり，EGDTのような画一的な治療ではうまくいかないこともある，ということだと思います．

　敗血症のガイドラインを読んで，イマイチどうすればいいかわからないと思った読者の方もいるのではないでしょうか．それは，「こういうときは，こうしておけばOK！」という，誰にでも使える万能な診療方法がないからです．敗血症診療は，複雑なんです．

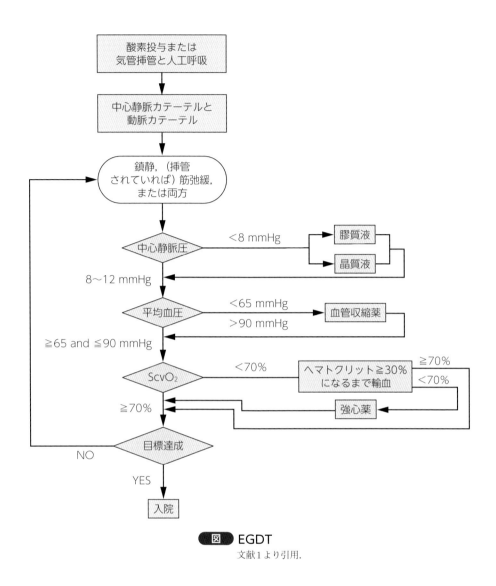

**図** EGDT
文献1より引用.

## 3 敗血症患者を "一晩診る" ために必要な意思決定

　とはいえ，緊急性の高い敗血症診療では，検査する／しない，治療する／しない，専門医を呼ぶ／呼ばない…といったことを，迅速に決めなければなりません．医師の主な仕事は，意思決定なのです．

　敗血症患者を一晩診るうえで，予後を左右する意思決定のポイントがいくつか存在します．本特集では，そのポイントをひとつの症例の時系列に沿って，**考え方はシンプル**に，**アクションは具体的**になるよう解説していきます．

## 1）敗血症とショックに気づく（pp.2076〜2084）

“敗血症に気づく”というスタート地点に立てなければ，早期介入は不可能です．

発熱がなくても感染症を疑えますか？ 血圧が保たれていてもショックを認識できますか？ ここが最も難しく，最も重要なポイントです．

## 2）救急外来での循環管理（pp.2085〜2094）

敗血症は循環を不安定にし，あっというまに患者さんをショックに陥れます．輸液の指示や，血管収縮薬の指示は出せますか？ 崩れた循環を立て直すための，**初期蘇生の戦略**を解説します．

## 3）感染源の検索（pp.2095〜2102）

全身管理だけ頑張っても患者さんは救えません．感染症に対する治療こそ根本治療であり，そのためには敵が何者なのかを特定する必要があります．**感染源検索の「型」**を身につけましょう．

## 4）抗菌薬の投与 その① 原因微生物の推定（pp.2103〜2112）
## 5）抗菌薬の投与 その② 抗菌薬の選び方（pp.2113〜2124）

患者背景，感染臓器から原因微生物を推測し，なるべく早く，適切な抗菌薬を投与しなければなりません．そのためには，微生物・抗菌薬双方の知識が必要です．**グラム染色をベースにした抗菌薬の選び方**を解説します．

## 6）感染源のコントロール（pp.2125〜2131）

状態が悪いときこそ，ドレナージやデブリードマンを行って感染の元を断つ必要があります．とはいえ，専門医を呼ぶのはハードルが高いですよね．そのコツと心得も伝えます．

## 7）ICUでの循環管理（pp.2132〜2140）

ショックを離脱できないとき，どうすればよいのでしょうか？ 重症患者における全身管理の最重要点は，**酸素需給バランスを整える**ことです．この目的を常に意識することで，ショック治療の三本柱を理解できるはずです．

## 8）病状説明における意思決定（pp.2141〜2148）

敗血症に限らず，重症患者を診るとき，避けて通れないのが患者さん・家族に「重い話」をして，治療方針を決めること．初期研修医には荷が重いかもしれませんが，**主治医の責務**です．なぜ難しいのか？ その理由から，コツを解説していきます．

当直で敗血症に出会っても自信をもって対応できるよう，最も大事な“一晩”の初期対応スキルを身につけていきましょう！

※2021年10月6日追記：この特集を書き終えようとしていた10月2日に，敗血症の国際的ガイドラインであるSSCG 2021（surviving sepsis campaign guidelines 2021）[5]が公表されました！ 非常に実践的なガイドラインとなっており，一読されることをお勧めします．本特集の内容も，このガイドラインの推奨とおおむね相違ないと思います（ガイドラインにあわせて急遽修正する必要がほとんどなかったので，助かりました）．

## 引用文献

1）Rivers E, et al：Early goal-directed therapy in the treatment of severe sepsis and septic shock. N Engl J Med, 345：1368-1377, 2001（PMID：11794169）

2）Yealy DM, et al：A randomized trial of protocol-based care for early septic shock. N Engl J Med, 370：1683-1693, 2014（PMID：24635773）

3）Peake SL, et al：Goal-directed resuscitation for patients with early septic shock. N Engl J Med, 371：1496-1506, 2014（PMID：25272316）

4）Mouncey PR, et al：Trial of early, goal-directed resuscitation for septic shock. N Engl J Med, 372：1301-1311, 2015（PMID：25776532）

5）Evans L, et al：Surviving sepsis campaign：international guidelines for management of sepsis and septic shock 2021. Intensive Care Med：doi：10.1007/s00134-021-06506-y, 2021（PMID：34599691）

**髙場章宏**（Akihiro Takaba）

JA広島総合病院 救急・集中治療科
患者さんに対する意思決定を行い，それを振り返ることで経験値が得られ，医師はレベルアップしていくものだと考えています．
研修医の先生に敗血症性ショックの患者さんを一晩診てもらうと，大幅にレベルアップすることがよくあるんですよね．それは，全身管理や感染症治療における多くの意思決定が，たくさん経験値をもたらしてくれるからなのでしょう．
本特集を，敗血症に立ち向かうためのガイドブックとして読んでいただければ幸いです．

# 1. 敗血症とショックに気づく

前澤俊憲

① qSOFAは臓器障害をスクリーニングするスコアであり，感染症かどうかの判断には使うべからず！
② 感染症をみたら臓器障害の有無をチェックし，臓器障害をみたら敗血症を疑うべし！
③ バイタルサインだけでなく"3つの窓"も確認して，ショックを早期に認知せよ！

## はじめに

　近年，敗血症診療は国際的なガイドラインの普及で診療の標準化が進みました．また「敗血症をみたら，すみやかに血液培養を2セットとって適切な抗菌薬を投与！」といったフレーズは，さまざまな勉強会や医療系SNSなどで目にするようになり，敗血症への早期介入の重要性も認知されてきています．しかし，それらはあくまでも敗血症と認知・診断されてからの話です．読者の皆さんは自信をもって敗血症を認知できますか？

　「昨晩から悪寒戦慄を自覚し，来院時は39℃の発熱と頻呼吸と血圧低下を認めた」という病歴であれば，大半の方が敗血症を疑い，適切な行動ができると思います．一方で，「朝から倦怠感の訴えがあり，昼頃に1回嘔吐し，夜間に体動困難となった．意識はどこかぼんやりしているが，見当識は保たれている．呼吸は速いが，発熱はなく，血圧は普段どおり」という病歴だといかがでしょうか．このような経過の敗血症患者は多数いる一方で，鑑別は胸痛が目立たない心筋梗塞や，低ナトリウム血症などの電解質異常，慢性硬膜下血腫など多岐にわたります．

　曖昧な病歴・経過で多数の鑑別診断が浮かぶなかでも，迷わずに「敗血症をみたら，すみやかに血液培養を2セットとって適切な抗菌薬を投与！」を実践できるでしょうか．僕

が思う敗血症診療で一番難しい点は，"敗血症に気づく" ことです．

　本稿では，読者の皆さんが，なるべく "センス" や "経験" に頼らずに敗血症をすばやく認識できるような診療の考え方についてまとめてみました．

---

### 症例

**上級医**：卒後3年目の内科医．研修医への面倒見がよい．今日は内科当直．
**研修医**：元気がとりえの2年目研修医．
　ある日，そんな2人での当直中に救急隊から連絡あり．

＊　　　　＊　　　　＊

20：50　救急隊から入電．

**症例**：88歳女性．
**主訴**：体動困難．
**現病歴**：本日夕方，近所の人が患者宅の前を通りかかると，郵便受けに今朝の新聞がまだ入っていて，不審に思った．夜になっても屋内の明かりがついていないため，心配になり訪問した．インターホンを鳴らすも反応がなく，庭先から部屋を覗くと室内で動けなくなっている患者を発見したため，救急要請した．救急隊接触時，歩行は困難だが，明らかな外傷や四肢麻痺はなかった．
**既往歴**：高血圧，慢性腎臓病．
**常用薬**：アムロジピン1回5 mg 1日1回．
**生活歴**：独居，ADL自立．
**バイタルサイン**：GCS 15，体温37.2℃，血圧104/40 mmHg，脈拍90回/分，呼吸数24回/分，SpO2 94％（室内気）．

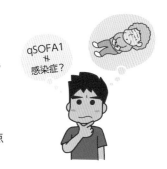

qSOFA1 ≠ 感染症？

＊　　　　＊　　　　＊

**上級医**「救急隊の情報から，どんな鑑別診断があがる？」
**研修医**「この病歴だけではなんとも言えませんが，qSOFA が1点なので感染症は否定的だと思います」

---

## 1 敗血症に気づく

### 1)「qSOFA が1点なので，感染症は否定的だと思います」って本当？

　2016年，Sepsis-3※で提唱されたqSOFA（表1）は，この数年で広く認知されたと思います[1]．しかし，最近では "qSOFA" が一人歩きしている印象があります．「qSOFA が1点なので，感染症は否定的だと思います」「qSOFA が2点なので，感染症を一番に考えています」とアセスメントしている研修医の先生はいませんか．そもそもqSOFAとは何のためのスコアリングなのでしょうか？

　qSOFA は quick Sequential Organ Failure Assessment の略称です．まずは qSOFA の前

---

※　Sepsis-3：2016年に米国集中治療医学会，欧州集中治療医学会が合同で作成した敗血症・敗血症性ショックの新しい定義．「敗血症の定義 第3版」ということで，「Sepsis-3」．

**表1** qSOFA

| 項目 | 点数 |
|---|---|
| 収縮期血圧<br>100 mmHg以下 | 1 |
| 呼吸数22回/分以上 | 1 |
| 意識状態の変化 | 1 |

文献1より引用.

**表2** SOFAスコア

| | | 0点 | 1点 | 2点 | 3点 | 4点 |
|---|---|---|---|---|---|---|
| 呼吸 | PaO$_2$/FiO$_2$ | ≧400 | <400 | <300 | <200 | <100 |
| | 人工呼吸管理 | | | | あり | あり |
| 凝固系 | 血小板数（/μL） | ≧15万 | <15万 | <10万 | <5万 | <2万 |
| 肝臓 | ビリルビン（mg/dL） | <1.2 | 1.2～1.9 | 2.0～5.9 | 6.0～11.9 | 12.0 |
| 循環 | 平均血圧（mmHg） | ≧70 | <70 | | | |
| | 循環作動薬（γ） | なし | なし | DOA<5<br>または<br>DOBあり | DOA 5.1～15<br>または<br>Ad≦0.1<br>または<br>NA≦0.1 | DOA>15<br>または<br>Ad>0.1<br>または<br>NA>0.1 |
| 中枢神経 | GCS | 15 | 13～14 | 10～12 | 6～9 | <6 |
| 腎 | クレアチニン（mg/dL） | <1.2 | 1.2～1.9 | 2.0～3.4 | 3.5～4.9 | >5.0 |
| | 尿量（mL/日） | | | | <500 | <200 |

文献1より引用.
DOA：ドパミン，DOB：ドブタミン，Ad：アドレナリン，NA：ノルアドレナリン．γ＝1 μg/kg/分

に，大元のSOFAスコアを知る必要があります．SOFAスコアは，主に集中治療室などで用いられる**臓器障害を評価するスコア**で，呼吸，循環，肝，腎，凝固，神経の計6項目をスコアリングします．表2をみていただくとわかると思いますが，血液検査の結果が揃わないとスコアリングができず，救急外来や病棟急変など時間の制約があるなかでは評価しにくいです．そこで，すみやかに臓器障害をスクリーニングできるよう，qSOFAができました．

「なんですみやかに臓器障害をスクリーニングしたいの？」と思われた方もいるでしょう．ここで大事になってくるのが，敗血症（sepsis）の定義です．Sepsis-3で**敗血症**が表す定義・病態が変わり，ざっくりいうと**臓器障害を伴う感染症**になりました．これは臨床研究などを目的に，死亡率をもとにつくられたリスク層別化のための定義です．そのため**qSOFAは臓器障害を評価することに重点がおかれ，そもそも感染症かどうかを評価するスコアではないのです**．Sepsis-3の敗血症診断の流れをみても（図1），まず"感染症が疑われる"からスタートし，次に臓器障害のスクリーニングを行い，その後"敗血症"の診

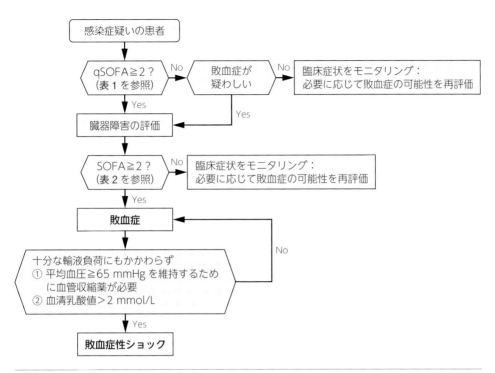

ベースラインの SOFA スコアは，患者が既存の臓器障害を有することが判明している場合を除き
0 点とみなす

**図1** 敗血症の診断基準
文献1より引用.

断に至るという流れです.

　まとめると"感染症"を疑うことと，"敗血症"を疑う（≒臓器障害の有無を評価する）
ことは別物なので，それぞれを並行して考えなければいけません.

 **ここがポイント**

　qSOFA は臓器障害をスクリーニングするためのスコアリングであって，感染症かどう
かを判断するツールではない！

## 2) いつ感染症を疑う？

　救急外来を受診した患者さんが発熱していれば，誰しも感染症を鑑別診断にあげると思
います. しかし，臨床現場で皆が悩むのが，① 何℃からを発熱として捉えるべきか？
② 発熱がなくても感染症を疑うべきなのか？ の2点ではないでしょうか.

　高齢者は感染症を患っても1/3の方で発熱が目立たないという報告があり[2]，発熱の評価
は難しいです. 参考までに施設入所中の高齢者の場合，ガイドライン上の発熱の定義は，
① 37.8℃以上が単回（口腔温），② 37.2℃以上が複数回（口腔温. ※直腸温なら37.5℃以
上），③ ベースラインの体温から1.1℃以上の上昇のいずれかとなっています[3]. これらの

定義は施設入所者を対象とした米国感染症学会のガイドラインから引用していますが，全高齢者にあてはめても差し支えないでしょう[2].

　意外と低い基準だなと感じませんか？ そのため発熱がぱっとしなくても，高齢の患者さんで様子が普段と異なるのであれば感染症を疑わなくてはいけません．具体的には，高齢者に意識変容，倦怠感，体動困難，食事摂取量減少，嘔気・嘔吐などの臓器非特異的な症状が数時間～数日の急性経過でみられたら，発熱がなくても感染症を鑑別診断にあげる必要があります．とはいえ，このような主訴は急性冠症候群などの非感染性疾患でもみられます．高齢者は非典型的な経過が典型的ともいわれ，実臨床は難しいです….

　また発熱がないどころか低体温のときも，感染症を疑いましょう．感染症は重篤になるとむしろ体温が下がります．「雪山で遭難」など明らかに偶発性低体温と言い切れない限りは，感染症を鑑別に入れましょう．

 **ここがポイント**

　　臓器非特異的な症状が高齢者に急性経過で表れたら，発熱がなくても感染症を鑑別にあげるべし！

**症例のつづき①**

上級医　「qSOFAは臓器障害をスクリーニングするものだから，感染症かどうかは判断できないよ」

研修医　「そうなんですね．でも発熱はないし…」

上級医　「自宅の状況からは急性経過の体動困難のようだから，発熱はパッとしないけど感染症は鑑別にあげて診療しよう」

研修医　「熱がなくても考えないといけないんですね」

### 3）"敗血症"を見逃さない

　このように曖昧な主訴の感染症は多いですが，冒頭の症例のような方を適切に診療しても初診時に原因がわからないとき，どうすればよいのでしょうか．

　原因がわからなくても，敗血症は臓器障害を伴う感染症であり，死亡率も高く，見逃すわけにはいきません．そのためには，**感染症患者さんに臓器障害が伴うかどうかという見かただけでなく，臓器障害を呈している患者さんが敗血症かどうかという視点ももちましょう**（図2）．原因がわからない低血圧，腎障害，肝障害，凝固障害などをみた場合は，確固たる診断がない限り「実は敗血症なのでは？」と再考し，閾値を下げて培養検査を行い，鑑別診断に敗血症を残しておく必要があります．

　臓器障害がない場合，一般的に感染症はよくなるか悪くなるかのいずれかなので，感染症かどうかは時間を味方につけて診療することではっきりしてきます．入院後の一晩や次回外来までの数日の経過は貴重な情報です．また，血液培養などの培養結果で感染症と診断できることもあり，原因がわからないときこそ閾値を下げて培養検査を行いましょう．

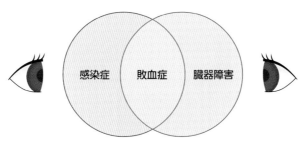

感染症側からだけでなく，
臓器障害側からも敗血症かどうかを疑う．
臓器障害の後ろに感染症が隠れていないかを疑う視点がとても大事

**図2** 感染症側・臓器障害側の双方から診療する

　　極論ですが，すべての感染症を救急外来で見つける必要はなく，全身状態に応じた入院や外来での経過観察プランを立てることが重要です．

 **ここがポイント**

　はっきりしない主訴や病歴で原因がわからない臓器障害をみたら，敗血症を考慮すべし！

## 2 ショックに気づく

### 1）「低血圧も頻脈もないので，ショックではないと思います」って本当？

**症例のつづき②**

21：00　患者到着．
21：05　初期評価．
**身体所見**：見当識は保たれているが，どこかボーッとしている．末梢は暖かいが湿潤あり，両大腿部に網状皮斑あり．

　　　　　　　　　　＊　　　　　　＊　　　　　　＊

上級医「ちなみに先生はショックの定義って知ってる？」
研修医「末梢組織における酸素需給バランスの不均衡です！」
上級医「よく勉強しているね．では早速だけど，この患者さんはショックかな？」
研修医「血圧は保たれているし…，頻脈もないし……，ショックではないと思います！」

　　このような上級医と研修医のやりとりは救急外来では割とよくみる光景です．これは研修医の先生が勉強不足というわけではなく，ミクロ（≒末梢組織）の異常とマクロ（≒身体所見）の異常が頭のなかで結びついていないだけだと思っています．

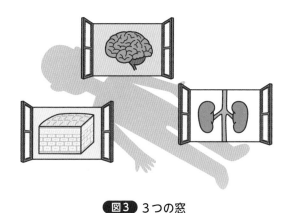

**図3** 3つの窓

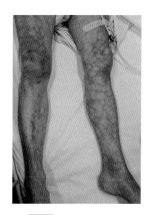

**図4** 網状皮斑
文献4より引用.

　明らかな低血圧があれば皆ショックを疑いますが，実臨床では血圧が保たれているショック患者さんもいるし，血圧は低いけれどショックではない患者さんもいます．そのためショックを早期に認知するためには，「末梢組織における酸素需給バランスの不均衡」というミクロの異常が身体所見（マクロの異常）としてどのように表れるかを知っておく必要があります．それらの代表的な所見として，"3つの窓"を評価しましょう（図3）．

## 2）"3つの窓"を覗く

　ショックを身体所見から疑うために重要なのは，皮膚・意識・尿量の通称"3つの窓"です[5]．体内（末梢組織）の異常を体外（身体所見）から覗けることが，窓といわれるゆえんのようです．

### ❶ 皮膚

　まずは**皮膚**です．初期評価として，手足を見て，触ることが大事です．橈骨動脈の触れ具合だけでなく，手の冷感・湿潤やCRT（capillary refilling time，毛細血管再充満時間）をみることで，緊急度の評価につながります．循環不全の徴候として両下肢（特に膝周囲）に網状皮斑（図4）が出ていることがあるので，衣服をまくって下肢をチェックしましょう．これらの所見がみられれば，早急な介入が必要です．

### ❷ 意識

　次に**意識**です．意識も敗血症に限らず，ショックの際の重要な所見です．ショックで意識変容が生じるときは「いよいよ脳灌流すら保たれなくなった」状態を表しています．収縮期血圧が80 mmHg台でもハキハキ病歴聴取に答えてくれていたら少し安心しますが，ぼーっとしはじめ，生あくびをしていたら要注意です．一方で，JCS 3桁のような重度の意識障害がみられる場合は，ショックだけでは説明がつかないことが多く，その他の原因検索を忘れずに行いましょう．

### ❸ 尿量

　　最後に尿量です．外来滞在時間が短ければ救急外来での評価は難しいですが，尿量はショックの際の大事な指標の1つなので，入院後はきちんと評価しましょう．ショックになると腎灌流圧や腎血流量の減少のために尿量が低下します．尿量＜0.5 mL/kg/時で尿量低下と判断してください．尿量はさまざまな要素が反映された結果であり，乏尿だからといって必ずしもショックとは言い切れませんが，ショックを疑う契機になります．

　　敗血症だけでなく，ショックも早期認知がとても重要です．血圧が下がってから慌てるのではなく，なんとか血圧が保たれているがショックの状態（＝cryptic shock）をバイタルサインや身体所見から最初の5分で認知できるようになりましょう．

 **ここがポイント**

　　ショックを早期に認知するには，バイタルサインに加えて3つの窓（皮膚・意識・尿量）に着目すべし！

**症例のつづき③**

上級医「確かに血圧は保たれているけど，頻呼吸や末梢冷汗，意識変容があるから，ショックと思った方がよいね．早急に静脈路確保，血液ガス分析，血液検査を行おうか」
研修医「わかりました」

＊　　　＊　　　＊

21：08　血液ガス分析
**血液ガス分析結果**：pH 7.40, $PaCO_2$ 28.4 Torr, $HCO_3^-$ 17.0 mEq/L, Lac 4.0 mmol/L

＊　　　＊　　　＊

上級医「乳酸値も上がっているし，やっぱりショックだね．どうしようか？」

To be continued…

　　本症例は敗血症かつショックです．Sepsis-3で敗血症性ショックの定義は「十分な輸液負荷にもかかわらず，平均血圧65 mmHgを維持するために血管収縮薬投与を必要とし，乳酸値も2 mmol/Lを超える状態」になったから，本症例はあてはまらないのでは？と思われた方もいるでしょう．ですが，これも敗血症の定義と同様に，あくまでもリスク層別化のための定義です．「十分な輸液負荷にも～」という時点で，初療のセッティングには適応できません．本稿では，臨床的なショック（＝末梢組織における酸素需給バランスの不均衡）にいち早く気がつくことの重要性について説明しています．敗血症性ショックの定義にあてはまらないからショックではない！といった定義の誤用には注意してください．

## おわりに

　冒頭でも触れましたが，敗血症への早期介入の重要性が広く認知されてきた昨今，敗血症診療で一番大事であり，かつ難しいのが“**敗血症に気がつく**”という点です．またショックも同様に気づくことが大事であり難しいです．本稿の内容は，「敗血症・ショックを早期に認知する」ことを目的として書いてみました．どんな疾患・状態でも，疑わなければ正しい診断には近づけません．本稿を足がかりに敗血症・ショックを疑う習慣が身につけばと思います．

### 引用文献

1) Singer M, et al：The Third International Consensus Definitions for Sepsis and Septic Shock（Sepsis-3）. JAMA, 315：801-810, 2016（PMID：26903338）
　↑2016年に米国集中治療医学会，欧州集中治療医学会が合同で作成した敗血症・敗血症性ショックの新しい定義（いわゆるSepsis-3）についての論文.

2) Liang SY：Sepsis and Other Infectious Disease Emergencies in the Elderly. Emerg Med Clin North Am, 34：501-522, 2016（PMID：27475012）
　↑救急外来における高齢者の感染症診療についてのreview.

3) High KP, et al：Clinical practice guideline for the evaluation of fever and infection in older adult residents of long-term care facilities：2008 update by the Infectious Diseases Society of America. Clin Infect Dis, 48：149-171, 2009（PMID：19072244）
　↑施設入所中の高齢者に生じた発熱や感染の評価についての米国感染症学会のガイドライン.

4) 城田祥吾，矢吹 拓：症例25　60歳代後半，男性，意識障害，左片麻痺. レジデントノート増刊, 21：1919-1920, 2019

5) Vincent JL, et al：Clinical review：Circulatory shock--an update：a tribute to Professor Max Harry Weil. Crit Care, 16：239, 2012（PMID：23171699）
　↑集中治療界の世界的権威であるVincent先生によるショックのreview. “3つの窓”についても触れられています.

Profile

前澤俊憲（Toshinori Maezawa）
JA広島総合病院 救急・集中治療科
今年から広島県で救急・集中治療に携わっています．標準化した救急医療の実践をめざしています．

# 2. 救急外来での循環管理

三谷雄己

① ショックを疑ったら，なるべく太い末梢静脈路を2本確保しよう！

② 敗血症性ショックでは，輸液後も血圧低値なら，ノルアドレナリンをすみやかに開始！

③ まずは平均血圧 ≧ 65 mmHg をめざそう！

## はじめに

　　救急外来は迅速な意思決定が求められる場です．慣れていない先生方にとっては，自信をもって判断できない状況に強いストレスを感じることも多いかと思います．緊急度の高い敗血症を疑う患者さんの対応ともなるとなおさらです．

　　本稿では，皆さんが即座に判断しなければならないショックの分類や，輸液，カテコラミンの投与方法について学んでいきたいと思います．明日からすぐに活用できる生きた知識を，敗血症患者さんの循環管理に必要な思考プロセスと合わせて身につけていきましょう！

---

### 症例（前稿のつづき）

　高血圧，慢性腎臓病の既往がある88歳女性．体重40 kg．ADLは自立しており，独居だったが，自宅で動けなくなっているのを近所の人に発見され，救急要請に至った．
21：00　患者到着．
21：08　初期評価，血液ガス分析を施行．GCS 15，体温37.2℃，血圧104/40 mmHg，脈拍90回/分，呼吸数24回/分，SpO$_2$ 94％（室内気）．両大腿部に網状皮斑あり．末梢は温かい．Lac 4.0 mmol/L.

\*　　　\*　　　\*

研修医「ショックですね！　静脈路確保しましょう！　それから…どうしたらいいでしょう?!」
上級医「まずは病歴，身体所見，エコーでショックのタイプを調べよう！」

---

身体所見や血液ガス分析でショックと判断したら，静脈路確保と同時に，心原性，閉塞性，循環血液量減少性，血液分布異常性のどのタイプのショックかを鑑別します．

## 1）エコーで閉塞性，心原性ショックを除外する

閉塞性ショックでは，物理的な要因で左心系に血液が流れなくなっているので，急いで閉塞を解除しなければなりません．心タンポナーデなら心嚢穿刺，肺塞栓症なら血栓溶解療法，緊張性気胸なら胸腔ドレナージが必要になります．心原性ショックも，カテコラミンが必要になることが多いですし，輸液負荷で肺水腫を生じさせる恐れがあります．まずは治療方針が特殊な閉塞性，心原性ショックを除外しましょう．この鑑別にはエコーが有用です（図1）．

心原性ショックの除外のため，左室の壁運動異常や重度の弁膜症がないかチェックし，続いて閉塞性ショックの除外のため，心嚢水や右心負荷所見がないか，気胸がないかチェッ

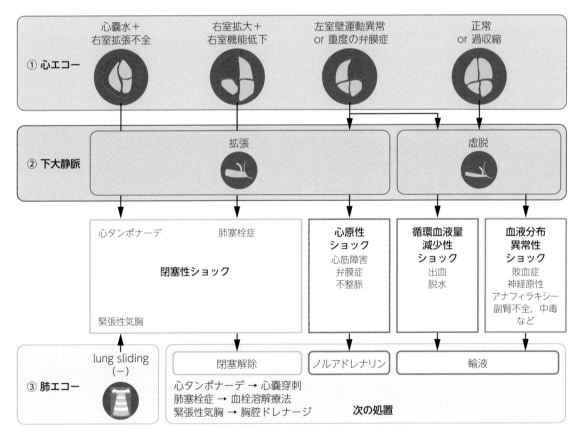

**図1 1分でできる!? エコーによる迅速なショックの鑑別**
ショック時のポイントオブケア超音波検査として有名な，RUSHプロトコルを簡略化したもの．
文献1を参考に作成．

クします．これらがなければ，循環血液量減少性，血液分布異常性ショックに絞られます．

## 2） 輸液しながら循環血液量減少性，血液分布異常性ショックの鑑別を考える

　エコーでは循環血液量減少性，血液分布異常性ショックを区別できないことも多いですが，どちらにしても初期対応は輸液です．輸液しながら，病歴や身体所見などから診断に迫りましょう．手足を触って温かければ，4タイプのなかで唯一末梢血管が拡張する血液分布異常性ショックが疑われます．しかし，進行した敗血症性ショックでは手足が冷たくなるので，除外には使えません．出血や脱水を示唆する所見がなければ，血液分布異常性ショックが最後に残ります．

　血液分布異常性ショックのなかで，敗血症は圧倒的に頻度が高く，かつ早期介入が必要な疾患です．ショックの原因がわからないときは，敗血症を念頭において診療を進めましょう．

---

**症例のつづき①**

21：10　心エコーでvisual EF 50〜60％，全周性に軽度の壁運動異常を認めた．心嚢水や右心負荷所見はなく，下大静脈は虚脱していた．
　　　　　　　　　　＊　　　　　＊　　　　　＊
研修医「末梢も温かいし，敗血症による血液分布異常性ショックかも！」
看護師「先生，輸液製剤は何にします？ 速度は？」
研修医「えーっと…」

---

# 2 敗血症でショックになる理由

　敗血症への治療介入を考えるうえで，病態生理への理解は欠かせません．敗血症では免疫細胞が放出するサイトカインなどによって，**血管が拡張**するだけでなく，血管透過性の亢進によって水やタンパクが血管内から間質に漏れ出てしまい，**循環血液量も低下**します（図2）．敗血症の初期対応として輸液と血管収縮薬が重要なのは，このためです．さらに敗血症が進行すると，敗血症性心筋症を起こし，**心機能が低下**することもよくあります．敗血症でショックになる理由は，複合的なのです．

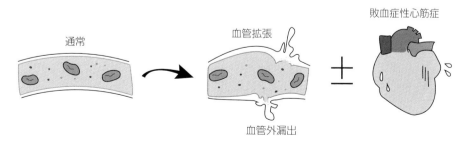

**図2** 敗血症によるショックのメカニズム
血液分布異常性＋循環血液量減少性±心原性ショックとなる．

## 3 敗血症患者における初期輸液

### 1) 点滴製剤は何を選ぶ？

　　救急外来を受診する患者さんは，発熱や炎症による血管内脱水を合併している頻度が高く，血管内に留まりやすい細胞外液を第1選択とします．

　　皆さんが悩むポイントとしては，生理食塩液とリンゲル液のどちらを選択するかということでしょう．

　　これら2種類の輸液製剤を比較した文献をみてみると，生食の方がリンゲル液に比べてアシドーシスや腎障害を起こしやすいという報告がいくつかあります[2, 3]．これはClを多く含む生理食塩液を大量に投与すると，高Cl性代謝性アシドーシスを引き起こすことに起因します．さらにClの負荷による腎臓の輸入細動脈の収縮で腎血流が減少し，急性腎障害をきたす可能性があるといわれています．今後大量輸液するかもしれないショックの患者さんや，急性腎障害の患者さんには，リンゲル液で静脈路確保するのがおすすめです．リンゲル液で高カリウム血症になるというエビデンスはないので，腎不全でも使ってOKです．

> **ここがピットフォール：初期輸液に膠質液は推奨されない！**
>
> 　膠質液には，献血血液からつくられたアルブミン製剤があります．アルブミンは分子量が大きく血管壁を通過しないため，理論上ほぼ全量が血管内に留まるとされていますが，なぜ第1選択にならないのでしょうか？
>
> 　敗血症では血管透過性亢進により，アルブミンが血管外に漏れてしまい，それほど血管内に残ってくれません．理論と現実は違うんですね．メタアナリシスでも，膠質液を使用しても，晶質液と比べて死亡率の低下は認められていません[4]，アルブミンはコストも高いです（5％アルブミン製剤250 mL，25％アルブミン製剤50 mLともに1本約4,500円！）．効果が同等なら，安価なリンゲル液を選びましょう．またHES製剤をはじめとした人工膠質液の投与は，腎障害や凝固障害といった副作用の報告が多いため，使いません．

### 2) 点滴の針の太さは？ 静脈路は何本取る？

　　前述の通り，敗血症では血管透過性亢進により，循環血液量が減少します．それを補うためには輸液が必要です．点滴の針の太さや本数については明確なエビデンスはありませんが，ショックの患者さんには肘窩の太い皮静脈に，**太いG（ゲージ）数の末梢静脈路を2本確保する**ことをおすすめします．

　　G数が小さいほど末梢静脈カテーテルの外径は太くなること，そして点滴の流量は太く短いカテーテルほど大きくなることは知っていますよね（表）？ カテーテル管内を通過する流量は，"Hagen-Poiseuilleの式"で規定されています．管内を通過する液体の流量は，管の内径の4乗に比例するため，少しでも太い方が有利です．例えば1 Lの輸液をする際，18Gなら最短約11分で終わりますが，22Gだと最短でも約28分かかってしまいます（実際には血圧を測定したり，肘が曲がったりしてさらに時間がかかります）．ショックの患者さんに対して24Gや22Gを留置するのは，こん棒やナイフで魔王に挑むようなものです．

**表** 末梢血管用留置針のサイズと流量の関係

| | サイズ | 外径 | 長さ | 流量 | イメージ |
|---|---|---|---|---|---|
| Green | 18G | 1.3 mm | 32 mm | 〜90 mL/分 | ロケットランチャー |
| Pink | 20G | 1.1 mm | 32 mm | 〜60 mL/分 | 剣 |
| Blue | 22G | 0.9 mm | 25 mm | 〜36 mL/分 | ナイフ |
| Yellow | 24G | 0.7 mm | 19 mm | 〜20 mL/分 | こん棒 |

Gが小さくなればなるほど，流量は大きくなります．

また，流量は管の長さと反比例するため，長い中心静脈カテーテルを使用すると流量が減ってしまいます．**太くて短い末梢静脈カテーテルを即座に留置する**ことがいかに大切か，わかりますね．

## 3）点滴の流量は？

最後に決定しないといけないのは点滴の流量です．ほとんどの敗血症では血管透過性亢進による循環血液量減少もあるので，まずは十分な輸液を急速に行うことが重要です．**血圧が低い場合は，とりあえず全開で投与を開始しましょう**．一方で，大量輸液には肺水腫などの害もあるため，必要最低限の輸液を行うというスタンスが大切です．「日本版敗血症診療ガイドライン」では3時間以内に30 mL/kg以上の晶質液投与が必要との意見がある，と記載されていますが[5]，循環が安定するか，輸液による害が出現すれば，輸液負荷は中止しましょう．特に心エコーで心収縮力が低下している場合は，肺水腫に要注意です．呼吸・循環の状態を経時的にモニタリングしつつ，投与量を調節していきましょう．
※輸液の目的・具体的な輸液方法については「7．ICUでの循環管理」（pp.2132〜2140）で解説します．

敗血症性ショック患者の初期輸液
・18Gまたは20Gで末梢静脈路2本確保　リンゲル液全開で投与開始

**症例のつづき②**

21：15　20Gに加えて18Gの末梢静脈路を確保し，血液培養を2セット採取，リンゲル液を全開で投与開始．
21：25　1,000 mL輸液したが，平均血圧60 mmHg程度．

＊　　　＊　　　＊

研修医「まだ血圧が低いな…次はどうしよう？」

## 4　敗血症患者におけるカテコラミン

### 1）どのカテコラミンを選ぶ？

「ショックとは低血圧のことではない！ 末梢組織における酸素需給バランスの不均衡である」という話は前の稿でも出てきました〔「1. 敗血症とショックに気づく」（pp.2076～2084）参照〕．とはいうものの，低血圧の状態では組織に酸素を灌流させることができません．ショックでは，**まず平均血圧65 mmHgを目標に血圧を維持**しましょう．

敗血症で血圧が低下する原因は，主に感染に伴う血管平滑筋の拡張や血管透過性の亢進であるため，十分な輸液を行った後も低血圧が遷延する場合は，**血管収縮薬であるノルアドレナリンを投与**します．以前よく使用されていたドパミンは，頻脈や心房細動などの不整脈を起こすことも多いので使用を避けましょう[6]．また，心機能低下時には強心薬であるドブタミンの使用も考慮しますが，心機能をよくすれば必ずしも予後を改善するかについてはわかっていないことも多いので[7]，まずはノルアドレナリンの使用方法を学んでいきましょう．

### 2）いつから開始する？

ノルアドレナリンを使用しはじめる適切なタイミングは，まだわかっていません．私自身は細胞外液を500～1,000 mL程度急速投与した後も，低血圧が遷延していると判断したタイミングから使用しはじめることが多いです．ひとまず**目標平均血圧を65 mmHg以上**とし，**0.05 µg/kg/分程度で投与を開始**しましょう．

---

**【コラム】カテコラミンは末梢静脈路から投与しても大丈夫？**

よく議論になるのが，末梢静脈路からカテコラミンを投与してもいいのかという点です．私も研修医時代に，カテコラミンを末梢から投与すると，血管障害や皮膚障害が起きやすいといった理由から，中心静脈カテーテル（CVC）を留置した後に投与を開始するよう指導されたことがありました．しかし研修医にとっては，CVC留置はある程度時間を要するうえに，気胸や動脈損傷などの重篤な合併症を起こす可能性もあるため，末梢静脈路よりハードルの高い処置ですよね．実は，近年末梢からのカテコラミン投与は比較的安全であると主張する文献もいくつか報告されており[8~10]，末梢からの投与は24時間程度の期間で0.2 µg/kg/分程度までの流量であれば許容されると思います．CVC留置のためにカテコラミンの投与が遅れるほうが，低血圧が遷延することによる患者さんにとっての害が大きいので[11]，救急外来では末梢から投与を

---

開始してOKです．ただし，血管外漏出が起きると皮膚壊死を招くので，肘窩の皮静脈を選択し，こまめに刺入部を観察してください．カテコラミンが高用量もしくは長時間必要と判断したタイミングで，CVCを留置します．

　血圧が安定せず，こまめなカテコラミンの流量変更が必要であれば，動脈圧ラインも挿入しましょう．

**1,000 mL程度のリンゲル液を投与後も，血圧低値が遷延する敗血症疑い患者**
・末梢静脈路よりノルアドレナリン0.05 µg/kg/分程度で投与開始

## 5 ノルアドレナリンを使用しても低血圧が遷延する場合

　十分な輸液や，ある程度のノルアドレナリンを投与しても平均血圧65 mmHgを達成できない場合もあります．さすがにこの段階になったら，すぐにCVCを留置しましょう．ここから追加できる治療にはどのような選択肢があるでしょうか？

　バソプレシンは，純粋な血管収縮作用をもち，β受容体刺激作用がないため，頻脈や不整脈を起こしにくいのが特徴です．他方，四肢末梢や腸管の虚血を起こしうるので，注意しましょう．ノルアドレナリンを使用しても目標とする平均血圧の維持が困難な場合や，ノルアドレナリンを減量する目的で併用（上限は1.8単位/時まで）することが提案されています[12]．

　また，敗血症性ショックの患者さんの場合，重症例ではコルチゾールの分泌不全や糖質コルチコイド受容体の減少がみられます．ステロイドはショックや臓器障害からの離脱を早めるといわれているため[13]，ノルアドレナリンの効果が乏しい場合に，ショックからの早期離脱を期待して，ヒドロコルチゾン200 mg/日を併用します．使用する場合は高血糖などの副作用に注意が必要です．

　低血圧が遷延する場合の選択肢としては，① さらに輸液負荷（肺水腫やうっ血が起きるかも），② 血管収縮薬であるノルアドレナリンをさらに増量（不整脈が起きるかも），③ 血管収縮薬であるバソプレシンを併用（末梢や腸管の虚血が起きるかも），④ ステロイドを併用（高血糖になるかも），があります．それぞれにメリット・デメリットがあるため判断は難しく，ガイドラインでも定められていませんが，治療の目安となるフローチャートを具体例として載せましたので参考にしてみてください（図3）．まずは，なんとかして平均血圧を65 mmHgに乗せましょう（輸液反応性や強心薬については「7．ICUでの循環管理」の稿で解説します）．

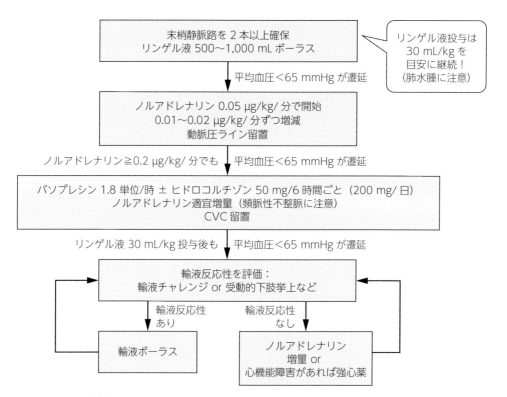

**図3** 敗血症性ショックにおける循環管理の例

すみやかに平均血圧 ≧ 65 mmHg を達成できるよう，次々と手を打とう．
文献5，12，13を参考に作成．

**症例のつづき③**

21：25　リンゲル液 1,000 mL の輸液が終了したが，平均血圧 60 mmHg で，低血圧が持続．
21：30　末梢静脈路よりノルアドレナリン 0.05 μg/kg/ 分で投与開始．動脈圧ライン挿入．
21：40　ノルアドレナリン 0.2 μg/kg/ 分に増量し，平均血圧 65 mmHg まで上昇した．

To be continued …

## ■ おわりに

　救急外来における敗血症の循環管理において，輸液の量・速度や，ノルアドレナリン開始のタイミングには十分なエビデンスがありませんが，臨床現場でも使いやすいようなるべく具体的に解説してきました．敗血症もしくは敗血症性ショックを早期に認識した後は，迅速な介入が非常に重要であり，必要な介入が遅れればときに命取りとなります．そこで2018年に登場したのが，敗血症を疑った際に1時間以内に達成すべき具体的なアクションプランをまとめた，"1時間バンドル"[14] です（図4）．今回解説した循環管理での要点も④と⑤に登場していますね．

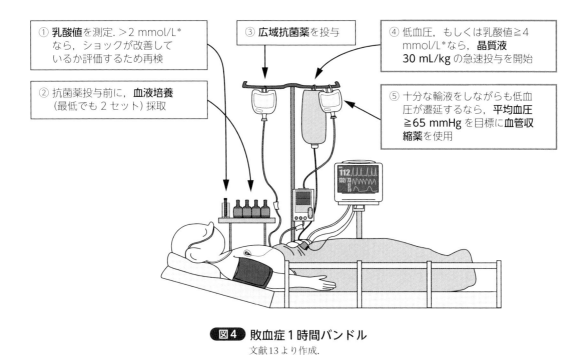

① 乳酸値を測定. ＞2 mmol/L* なら，ショックが改善しているか評価するため再検

② 抗菌薬投与前に，**血液培養**（最低でも 2 セット）採取

③ **広域抗菌薬を投与**

④ 低血圧，もしくは乳酸値≧4 mmol/L*なら，**晶質液 30 mL/kg** の急速投与を開始

⑤ 十分な輸液をしながらも低血圧が遷延するなら，**平均血圧 ≧65 mmHg** を目標に**血管収縮薬**を使用

**図4** 敗血症 1 時間バンドル
文献13より作成.
* 乳酸値 1 mmol/L = 9 mg/dL.

　今回学んだ内容を参考に，低血圧の循環不全に陥った患者さんを救うための，ポイントを押さえた自分なりの治療の型をつくってみてください. 本稿が皆さんの日々の敗血症診療の一助となれば幸いです.

### 引用文献

1）The POCUS Atlas：Critical Care POCUS：Assessing Your Sickest Patients
https://www.thepocusatlas.com/shock

2）Semler MW, et al：Balanced Crystalloids versus Saline in Critically Ill Adults. N Engl J Med, 378：829-839, 2018（PMID：29485925）
　↑ICU患者の輸液を，生食とリンゲル液で比較したRCT（SMART trial）. 生食の方がわずかではあるが，有意に主要な腎障害が多かった（生理食塩液15.4 %，リンゲル液14.3 %）.

3）Self WH, et al：Balanced Crystalloids versus Saline in Noncritically Ill Adults. N Engl J Med, 378：819-828, 2018（PMID：29485926）
　↑救急外来で500 mL以上輸液した非重症患者で，生食はリンゲル液と比較して，28日以内の非入院期間は改善しないが，主要な腎障害は増えるかもしれない（SALT-ED trial）.

4）Rochwerg B, et al：Fluid resuscitation in sepsis：a systematic review and network meta-analysis. Ann Intern Med, 161：347-355, 2014（PMID：25047428）
　↑敗血症に対する晶質液投与とアルブミン投与を比較したメタアナリシス. 両者の死亡率には有意差が認められなかった.

5）「日本版敗血症診療ガイドライン2020」（日本版敗血症診療ガイドライン2020特別委員会／編），日本集中治療医学会，2021
https://www.jsicm.org/pdf/jjsicm28Suppl.pdf
　↑2020年12月に日本集中治療医学会がまとめた，最新の敗血症治療ガイドライン.

6) De Backer D, et al：Dopamine versus norepinephrine in the treatment of septic shock：a meta-analysis＊. Crit Care Med, 40：725-730, 2012（PMID：22036860）
　↑敗血症性ショック患者へのノルアドレナリンとドパミンを比較したメタアナリシス．ドパミンの方が死亡率と不整脈イベント発生率が高かった．

7) Hayes MA, et al：Elevation of systemic oxygen delivery in the treatment of critically ill patients. N Engl J Med, 330：1717-1722, 1994（PMID：7993413）
　↑ドブタミンによって心係数を上昇させることが重症患者の転帰をよくするか検証された文献．治療群は心係数と酸素供給量は高かったが，平均血圧については差がなく，院内死亡率は治療群の方が高かった．

8) Cardenas-Garcia J, et al：Safety of peripheral intravenous administration of vasoactive medication. J Hosp Med, 10：581-585, 2015（PMID：26014852）
　↑内科系ICUに入院した783人の患者で末梢静脈路からカテコラミンを投与したところ，2％で血管漏出を認めたが適切に対応すれば皮膚障害は起きなかったという文献．なお合併症を起こした期間の中央値は24時間であった．

9) Tran QK, et al：Complication of vasopressor infusion through peripheral venous catheter：A systematic review and meta-analysis. Am J Emerg Med, 38：2434-2443, 2020（PMID：33039229）
　↑末梢静脈路からのカテコラミン投与の安全性を検証したメタアナリシス．血管漏出などの合併症は7％であり，そのうち96％は軽症であったため，比較的安全と結論づけている．

10) Brewer JM, et al：Can Vasopressors Safely Be Administered Through Peripheral Intravenous Catheters Compared With Central Venous Catheters? Ann Emerg Med, 66：629-631, 2015（PMID：26210381）
　↑末梢静脈路とCVCでのカテコラミン投与を比較したRCT．皮膚障害などの合併症は末梢静脈路投与の方が多いが，致死的な合併症は認めなかった．この研究ではノルアドレナリンは2 mg/時間までを末梢投与と設定しているので，3 mg/50 mLの組成であれば30 mL/時間程度の流量まで許容される可能性がある．

11) Bai X, et al：Early versus delayed administration of norepinephrine in patients with septic shock. Crit Care, 18：532, 2014（PMID：25277635）
　↑敗血症性ショック発症後のノルアドレナリン投与遅延と病院死亡率について調査したコホート研究．発症後6時間以内の敗血症性ショックにおいて，投与開始が1時間遅れるごとに死亡率が5.3％増加した．

12) Chidambaram S, et al：Vasopressin vs noradrenaline：Have we found the perfect recipe to improve outcome in septic shock? J Crit Care, 49：99-104, 2019（PMID：30415181）
　↑敗血症性ショック患者に対するノルアドレナリン単剤使用とノルアドレナリン＋バソプレシンの併用療法を比較したメタアナリシス．併用療法によってノルアドレナリンの使用量は減量できるが，明らかな予後や入院期間には差がなかった．

13) Annane D, et al：Hydrocortisone plus Fludrocortisone for Adults with Septic Shock. N Engl J Med, 378：809-818, 2018（PMID：29490185）
　↑敗血症性ショックに対するコルチコステロイド使用群とプラセボ群を比較したRCT（APROCCHSS試験）．死亡率の低下やショック期間の短縮（2日）が有意差をもって示された．

14) Levy MM, et al：The Surviving Sepsis Campaign Bundle：2018 update. Intensive Care Med, 44：925-928, 2018（PMID：29675566）

Profile

三谷雄己（Yuki Mitani）

広島大学病院 救急集中治療科
生まれも育ちも生粋の広島県民です．知識のインプットと同時にアウトプットも心掛ける，"知行合一"をモットーに毎日楽しく救急医としての修練を積ませていただいています．今回のイラストはイラストレーターの角野ふち様と共同で作成させていただきました．

# 3. 感染源の検索

筒井　徹

① 迅速かつ丁寧な診察を心がける
② top to bottom アプローチで見落としのない診療を
③ 感染源がはっきりしない場合は全身CTを躊躇わない

## はじめに

　「彼を知り己を知れば百戦殆うからず」…孫子の兵法の一節です．敵と闘うには敵の実情と己の実情を詳しく知ること，そうすれば百戦しても敗れることはない，といった意味合いです．敗血症の診療においても，今まさに闘おうとしている相手がどのような敵でどこに陣取っているのか，正しく把握することは非常に重要であり，これを怠ってしまうと，正体不明の相手と先の見えない闘いをすることになります．本稿では，感染源の検索について一緒に考えていきましょう．

### 症例（前稿のつづき）

　高血圧，慢性腎臓病の既往がある88歳女性．体重40 kg．ADLは自立しており，独居だったが，自宅で動けなくなっているのを近所の人に発見され，救急搬送に至った．
21：00　病院到着．
21：15　敗血症による血液分布異常性ショックを疑い，初期輸液が開始された．

＊　　　　＊　　　　＊

上級医「輸液開始と同時に，どこかに感染源がないか，診察しておいてね」
研修医「わかりました！（忙しいな．どこから診察しよう…）」

## 1 迅速な診断を心がける

　感染症に限らず，患者さんを診るにあたっては，頭のてっぺんから足の先まで丁寧に診察するように教わりますよね．"top to bottom アプローチ"などといわれています．敗血症の感染源検索においても全身を限なく診察することが大切であることはいうまでもありません．その一方で，"1時間バンドル"といわれるように，治療介入までの時間短縮も同時に求められるのが敗血症診療．この狭間で研修医の先生方が苦労されている姿をよくみかけます．

　「時間をかけて本人や家族に丁寧な病歴聴取をして，全身を丁寧に診察して，エコーをあてて，血液検査を待って，画像検査をして…5時間かけて細菌性髄膜炎を診断しました！（キリッ）」では，治療介入が大幅に遅れてしまうのみならず，忙しいERは患者さんで溢れかえり，ベテランナースらの視線も冷たくなりますね．**丁寧に，かつ，迅速に感染源を検索するためにはコツが必要です．**

### 1）効率のよい診察を

　敗血症患者さんに対して，学生時代に皆さんが必死に覚えた医療面接を，現病歴から既往歴，家族歴，嗜好品，家族構成，さらにペットの有無や住居の木造/鉄筋まで，細かく丁寧に聴取をすませ，「じゃあ次にお体の診察を…」と時間をかけている間に，病状は刻一刻と悪化していくことでしょう．また，患者さんがそもそも意思疎通困難な場合はなおさらで，患者さんの診察と家族への聴取を交互に行ったり来たりしている間にやはり多くの時間を消費してしまい，上級医から「いつまで病歴聴取してるんだ！？」と叱責が飛んできたり，そんな光景はよくありますよね．

　意思疎通ができる患者さんの診察では，病歴聴取と身体診察はできるだけ同時に進められるように（手と口を一緒に動かせるように），日々の訓練が必要です．また，意思疎通のできない患者さんであっても（感染対策などで不可能な場合を除いて）家族や施設スタッフを診察の場に同席させたり，パーテーション越しに待機してもらったりして，病歴聴取と診察を同時に進めやすい環境をつくるように心掛けます．

### 2）まずは common disease から

　患者さんに発熱＋膝関節腫脹，発熱＋右上腹部痛＋黄疸，発熱＋咳嗽＋膿性痰＋呼吸困難など，特徴的な症状がある場合は，感染源の特定に難渋しません．しかし，そういった特徴的な症状がなかったり，そもそも意思疎通がとれなかったりと，日々のER診療においては，症状や病歴から感染源が予想しにくい患者さんに出会うことも多いですよね．

　そのような患者さんであっても，まずはシンプルに考えてみます．どんなに希少な疾患をたくさん鑑別にあげたとて，結局，**敗血症患者さんの感染源の9割近くは，肺炎・腹腔内感染症・尿路感染症・軟部組織感染症によって占められてしまうのが現実です（図）．**全身を限なく診察するのは言わずもがなですが，疫学的に感染源である可能性の高いこれら

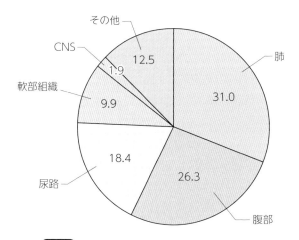

**図 ● 敗血症患者の感染部位の内訳**
文献1より作成.
CNS：central nervous system（中枢神経系）

の臓器を優先的に診察していくことで，スムーズに診断にたどりつけるかもしれません．敗血症患者さんを目の前に，まず真っ先に感染性心内膜炎を疑って経食道心エコーを突っ込む先生はおられないですよね．"When you hear hoofbeats, think of horses not zebras." －蹄の音が聞こえたら，シマウマではなく馬だと思え－とはこのことです．

## 3）構造や機能異常は要注意

本来あるものがない（胆嚢摘出後，脾臓摘出後など），本来ないものがある（結石，腫瘍，カテーテル類・人工関節や人工血管・ペースメーカーなどといった人工物，創傷など），本来の機能が損なわれている（嚥下障害，皮膚バリアの障害，肝硬変，排尿障害など）といった，**構造や機能の異常が存在**する場合は要注意です．感染源のヒントが隠れていることがしばしばあります．そのような異常を有する患者さんでは，同じような感染症をくり返している場合がありますので，**過去カルテの検索や患者さん・家族・施設スタッフなどへの病歴聴取ですばやく情報収集**することも大切です．

## 4）培養は速やかに提出する

敗血症患者さんの診療で血液培養を提出するか否かを悩む場面はありません．敗血症を疑ったら血液検査とともに早急に血液培養2セットを提出してください．また，少しでも疑いがあれば尿培養や痰培養も悩まずにすみやかに提出します．「髄液検査はどうしようかな？」と悩んだ時点で（鑑別にあがった時点で）髄液検査のよい適応です．髄膜炎を診断する術は髄液検査しかないので，躊躇してはいけません．決して，培養検体の採取待ちで抗菌薬投与が遅れるなんてことがないようにしましょう．

## 2 正確な診断を心がける

　どんなにすばやく診断に至っても，その診断があてずっぽうでは役に立たないどころか，間違った治療方針へと導いた結果，患者さんに不利益を与えてしまう恐れがあります．ここかな？と思う感染源があったとしても，そこで思考を停止せずに限られた時間のなかでより正確な診断にたどりつけるように努めましょう．

### 1）目先の診断に飛びつかない

#### Case1
　認知症があり意思疎通困難な高齢女性．前日からの高熱と活気低下で家族に連れられて来院した．腰痛に加えて膿尿・細菌尿あり，胸腹部CTで特記所見なし，対応した研修医は尿路感染症と判断した．その後，上級医の診察で左中耳炎があることが判明し，引き続き行った髄液検査では細菌性髄膜炎パターンを認めた．中耳炎に合併した細菌性髄膜炎と診断された．腰痛は慢性的なものであった．

#### Case2
　基礎疾患に糖尿病のある施設入所中の高齢男性．40℃の発熱と体動困難，血圧低下で救急搬送された．診察・各種検査の後，対応した研修医は誤嚥性肺炎と診断した．上級医の診察で，右耳下腺の腫脹と熱感を指摘，耳下腺管から口腔内への排膿あり，急性化膿性耳下腺炎と二次性の誤嚥性肺炎と診断された．背面観察では，仙骨部に感染性の褥瘡も認められた．

　Case1，2は筆者が実際に経験した症例です（一部改変）．どちらの症例も，それらしい感染源を指摘してはいるものの，それ以外の全身診察を怠った結果，真の感染源を見逃してしまったという反省例です（このときの研修医の先生方とはしっかり反省会をしました）．肺炎や尿路感染症はあくまでも除外診断ですし，特に高齢者ではCase2のように二次性に新たな感染症が生じている可能性（例：尿路感染症による体動困難→褥瘡感染）もあります．こういった失敗をできるだけしないためには，**体系的に全身を診察する**よりほかにありません．感染源がわからなければ，適切な抗菌薬選択ができませんし，迅速な感染源コントロールが必要な病変は絶対に見逃せません．お金もかからず侵襲も少ない全身診察を省略する理由はありませんね．

### 2）診察のルーティンをつくろう

　頭のてっぺんから足先まで，感染症を想定して隈なく診察を行います（top to bottomアプローチ，表1）．診察する項目がたくさんあり難しそうにみえますが，自分のなかで診察の順序を決めておき日々の診療で実践し続けることで，あまり時間をかけずに遂行できるようになるはずです．筆者の場合，主訴や病歴から疑われる臓器を優先的に診察した後に，中枢神経→頭頸部→胸腹部・腰背部→泌尿生殖器→四肢関節→全身の皮膚（服の中，靴下の中まで見る）→デバイス，というように，いつも同じ順番で診察するようにしています．

**表1** top to bottom アプローチの例

| ① 中枢神経<br>（髄膜炎，脳炎，脳膿瘍） | 頭痛，項部硬直，光過敏，記憶障害，痙攣，神経学的所見，筋力低下，知覚低下 |
| --- | --- |
| ② 副鼻腔炎 | 7日間以上持続する感冒，5日目以降に増悪する感冒（いったん軽快した後に再増悪する感冒），感冒にしては普段よりも症状が重篤，下を向くと増悪する頭痛，副鼻腔上の顔面圧痛，上顎洞の圧痛，上顎歯痛 |
| ③ 中耳炎・外耳炎 | 耳痛，聴力低下，鼓膜の発赤・腫脹，鼓膜内滲出液，外耳の発赤・耳漏 |
| ④ 咽頭炎 | 咽頭痛，嚥下障害，滲出性扁桃炎，頸部リンパ節腫脹 |
| ⑤ 気管支炎・肺炎 | 咳嗽，呼吸困難，痰，吸気時の胸痛増悪，聴診でラ音 |
| ⑥ 心内膜炎 | 胸痛，動悸，呼吸困難，浮腫，心雑音，皮疹（爪下線状出血斑，結膜出血斑など） |
| ⑦ 腸管内感染症 | 嘔気・嘔吐，腹部圧痛，水様性下痢・粘血便 |
| ⑧ 腹腔内感染症 | 腹部圧痛，便秘・下痢，嘔気・嘔吐，腹膜刺激症状（筋性防御，反跳痛など）胆道系感染症では黄疸，右季肋部痛，肝叩打痛など |
| ⑨ 尿路感染症・腎盂腎炎 | 尿意切迫，頻尿，排尿時痛，恥骨上部圧痛，CVA叩打痛 |
| ⑩ 骨盤内炎症性疾患（PID） | 異常・悪臭帯下，排尿障害（頻尿，排尿時痛，尿意切迫），子宮頸部圧痛 |
| ⑪ 前立腺炎 | 下腹部痛，直腸診にて前立腺圧痛 |
| ⑫ 肛門周囲膿瘍 | 排便時疼痛，圧痛，腫脹 |
| ⑬ 皮膚感染症（四肢・背部も含めた体幹・頭部も必ず検索） | 発赤，疼痛，腫脹 |
| ⑭ 関節炎 | 疼痛，熱感，腫脹，関節可動域制限 |
| ⑮ 末梢・中心ライン感染 | 刺入部分の発赤，腫脹，熱感，疼痛．ラインが入っている患者さんの発熱で，ほかに原因が見つからない場合には常にライン感染の可能性を考える |

文献2を参考に作成．
CVA：costovertebral angle（肋骨脊椎角），PID：pelvic inflammatory disease

　　実際の現場では，歯性感染症や副鼻腔炎，中耳炎，前立腺炎，被覆部の蜂窩織炎などがよく見逃されがちですね．筆者もカンファレンスで「前立腺大丈夫でした？」と同僚に指摘され，ハッとなった記憶が何度かあります．今一度，top to bottom アプローチを確認しておきましょう．

## 3 画像診断の役割

　　CTやMRI，X線などの画像診断は，敗血症診療に欠かせない重要な検査です．精査する部位により有効な撮影方法は異なりますが，ERでの敗血症診療において，CTを撮影するケースは多いと思います．とはいえ「とりあえず生ビールで！」みたいなノリでの，なんとなくの全身CTは禁物です．撮影するにあたっては，その役割や限界を理解しましょう．

**表2** 感染源のコントロールが必要な疾患と画像検査

| | | 主に想定される検査 | | | |
|---|---|---|---|---|---|
| | | 単純X線検査 | 超音波検査 | CT検査 | MRI検査 |
| 頭頸部 | 脳膿瘍・髄膜脳炎 | | | ○造影 | ○造影, FLAIR像 (脳炎) |
| | 頸部膿瘍 (降下性縦隔炎) | | ○ | ○造影 | |
| 胸部 | 膿胸 | ○ | ○ | ○造影 | |
| | 感染性心内膜炎 | | ○* | | |
| 腹部 | 腸管穿孔・腹膜炎 | ○ | ○ | ○造影 | |
| | 胆嚢炎・胆管炎 | | ○ | ○造影 | ○ (MRI/MRCP) |
| | 閉塞性尿路感染症 | ○ | ○ | ○ | |
| その他 | 壊死性軟部組織感染症 | | | ○造影 | |

＊感染性心内膜炎の診断精度は経胸壁に比べ，経食道心臓超音波検査の方が優れている.
文献3より引用.

## 1) コントロールが必要な感染源の検索

感染症の治療において適切な抗菌薬投与と並んで重要なのが，感染源のコントロールです〔「6. 感染源のコントロール」（pp.2125〜2131）参照〕. 腎盂腎炎や胆管炎，肺炎など，感染源がすでに特定されている場合でも，結石や腫瘍による閉塞があったり，膿瘍や膿胸などを併発していたりすれば，抗菌薬のみでの改善は期待できません. 感染源に対する処置が必要かどうかの判断に，（エコーだけで指摘可能な場合もありますが）多くの場合はCTを撮影します（表2）.

また，隈なく全身の診察を実施しても疑わしい感染源を指摘できないことがしばしばあります. その一方，敗血症では前述したように，感染源に対する早期の適切な治療介入が重要であり，ドレナージなどの処置を必要とする病変があれば，一刻も早く見つけ出す必要があります. そのような感染源が隠れていないか検索するため，感染源がはっきりしない敗血症患者さんに対しては，可及的すみやかな全身の造影CTが奨められています[3].

ただしCTに限らず，検査や処置へ向かう際には，それを遂行する間の患者さんの安全が守られなければなりません. CT室への移動→撮影台への移乗→撮影→ストレッチャーへの移乗→帰室まで，施設によって差はあるものの，おおむね10分程度の時間は必要になります. CTを"死（C）のトンネル（T）"にすることのないよう，患者さんのA（気道），B（呼吸），C（循環）をきちんと評価し，必要な介入を行いながら検査に向かうようにしてください.

## 2) 画像診断で拾えない感染源もある

全身の診察や画像診断を行ってもERの段階では感染源を見つけにくい感染症があります. 代表的なものに，感染性心内膜炎やカテーテル関連血流感染症などがあります. 例え

ば，感染性心内膜炎で有名なOsler結節やJaneway斑などはどちらも感度10％以下，経胸壁心エコーでの疣贅の検出率も50〜70％程度（煩雑なERでのエコーではさらに精度が下がるでしょう）です[4]．カテーテル関連血流感染症では刺入部の発赤が認められると思われがちですが，実際は0〜3％程度の患者にしかみられないという報告もあります[5]．これらの患者さんはしばしば発熱や倦怠感，食欲不振などの非特異的な症状のみで来院され，われわれを悩ませます．ERの段階でどうしても感染源が特定できなかった場合，患者さんの状態が切迫している状況であれば，各種培養を採取したうえで，経験的に広域抗菌薬を開始したり，疑わしい人工物を除去したり，といった対応が必要になりますね．

さて，今回の症例では診察の結果，急性腎盂腎炎が疑われました．全身診察でほかに疑わしい感染源を認めず，エコーで腎盂の拡大を認めたことから，閉塞起点の評価目的に画像診断へ進むことになりました．

## 症例のつづき

21：30　本人からの情報によると，1日前から腰痛・食欲低下を自覚．本日は起床後にふらついて転倒してから，四肢に力が入らず動けなくなった，とのことだった．身体診察でCVA叩打痛を認め，エコーで腎盂の拡大が指摘された．過去に腎結石・尿管結石を指摘された歴があることも判明．結石性腎盂腎炎を疑って，CTを撮影しにいくことにした．

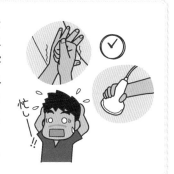

To be continued…

## おわりに

冒頭でも書きましたが，敗血症診療において感染源の特定は非常に重要であり，これがいい加減なまま広域抗菌薬をなんとなく投与しはじめると，その後の抗菌薬の選択や治療期間の設定で路頭に迷うことになり，挙句の果てには不十分な治療から患者さんに不利益を与えてしまう可能性があります．研修医の皆さんは「膿尿があるから尿路感染症！」という短絡的な思考に陥らず，正確な診断を迅速に行えるよう，日々意識しながら診療していきましょう．

### 引用文献

1）Abe T, et al：Characteristics, management, and in-hospital mortality among patients with severe sepsis in intensive care units in Japan：the FORECAST study. Crit Care, 22：322, 2018（PMID：30466493）
2）大野博司：レジデントのための日々の疑問に答える感染症入門セミナー ERでの発熱へのアプローチ. 医学会新聞, 2008
　　https://www.igaku-shoin.co.jp/paper/archive/y2008/PA02776_08

3）「日本版敗血症診療ガイドライン2020」（日本版敗血症診療ガイドライン2020特別委員会／編），日本集中治療医学会，2021
　　https://www.jsicm.org/pdf/jjsicm28Suppl.pdf

4）日本循環器学会，他：感染性心内膜炎の予防と治療に関するガイドライン（2017年改訂版）. 2018
　　https://www.j-circ.or.jp/old/guideline/pdf/JCS2017_nakatani_h.pdf

5）Safdar N & Maki DG：Inflammation at the insertion site is not predictive of catheter-related bloodstream infection with short-term, noncuffed central venous catheters. Crit Care Med, 30：2632-2635, 2002（PMID：12483050）

Profile

筒井　徹（Toru Tsutsui）
島根県立中央病院 救命救急科
愛知県名古屋市出身．広島大学医学部卒業．初期研修後，JA広島総合病院 救急・集中治療科へ勤務．現在は武者修行の旅をしています．青い空と穏やかな海，瀬戸内は一年を通して暖かく，とっても過ごしやすいところです．研修医の皆さん，ぜひ一度お越しください．

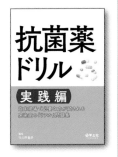

# 4. 抗菌薬の投与 その①
# 原因微生物の推定

鍋島新志

① 感染症診療の原則は「感染症トライアングルモデル」を意識して情報を整理すること

② 原因微生物の推定なくして感染症診療は不可能！

③ グラム染色の分類は菌種の同定に役立つだけでなく，臓器別の原因微生物予想にも使えて便利

## はじめに

　感染症診療でまず苦手意識をもちやすいのが「抗菌薬の選択について」ではないでしょうか．何を隠そう筆者もその1人でした．そして，自身の経験や研修医の先生方の相談を受けるうちに，感染症領域に苦手意識をもっている人の多くが「原因微生物の推定」という行為をいつの間にか思考過程からすっ飛ばしていることがわかりました．

　よくわからず「肺炎だからセフトリアキソン」「尿路感染症だからキノロン系」「重症だからメロペネム」と抗菌薬をオーダーしていませんか？ 原因微生物の推定なくして抗菌薬の選択はありえません．どのようにアプローチすればよいのか順を追って確認していきましょう．

### 症例（前稿のつづき）

　高血圧，慢性腎臓病の既往がある88歳女性．体重40 kg．ADLは自立しており，独居だったが，自宅で動けなくなっているのを近所の人に発見され，救急搬送に至った．
21：00　病院到着．
21：45　CTで尿管結石が確認され，結石性腎盂腎炎による敗血症性ショックと診断した．

＊　　　＊　　　＊

上級医「早めに抗菌薬投与しといてね！」
研修医「は，はい！…何を投与すればいいですか？」

## 1 感染症診療の原則〜診断編〜

### 1) 「発熱・CRP 高値＝感染症」 ではない！

「発熱やCRPに対して抗菌薬を投与する」というロジックが間違っていることは簡単に理解できるはずです．熱やCRPが感染を引き起こしているわけではなく，感染症以外にも発熱やCRP上昇をきたす疾患がありうるからです（図1）．もちろん細菌感染症以外が原因であれば，抗菌薬は効かないどころか薬剤熱や偽膜性腸炎の原因にすらなりえます．

逆に，細菌感染症であっても発熱がない場合（重症，高齢者，免疫不全など）やCRP・白血球数の上昇が認められないこと（発症したばかり，重症のときなど）もあるため，発熱や白血球，CRPは参考指標の1つであって感染症診断のすべてではないことに留意しましょう．

### 2) 「感染症トライアングルモデル」 を意識して治療方針を立てる

それでは，より感染症らしさがある場合において，どのような要素を検討するとよいでしょうか．「患者背景」「標的臓器」「原因微生物」の3要素からなる「感染症トライアングルモデル」[1]（図2）を意識すると論理的に感染症の考え方を理解することができます．

「患者要素」とは，年齢（幼児・若年者・高齢者）のみならず，重症度，基礎疾患や服薬の有無，免疫不全の要素（糖尿病や腎不全，肝硬変も含む），シックコンタクトや海外渡航歴などの情報です．これによって想定すべき原因微生物の幅が変わります．特に，市中感染症か医療関連感染症か，抗菌薬使用歴があるか，過去に耐性菌の検出歴があるか，は耐性菌のリスクにかかわるので必ず確認しましょう．ここは医療面接と診療情報収集能力が発揮される場面ですね．

「標的臓器」とは感染の主座がどこにあるのかを見つけることです．「3．感染源の検索」（pp.2095 〜 2102）を参考に，身体診察や画像検査を活用して隈なく探しましょう．特に，抗菌薬の移行性に注意すべき臓器（中枢神経系，眼球内，前立腺）や感染源のコントロールが必要な部位（胆管や尿管の閉塞，膿瘍など）は注意が必要です．

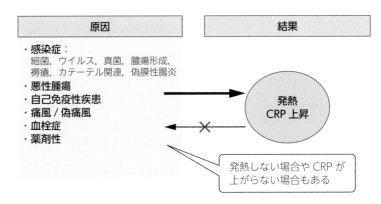

**図1** 発熱・CRP 上昇の原因となりうる病態・疾患

「原因微生物」を特定するためには培養検査が必須ですが，培養結果が判明するには数日要するため，初期治療の段階では原因微生物を推定する必要があります．推定法について，次項で掘り下げていきましょう．

### 3）原因微生物の推定・同定なくして感染症診療は不可能！

研修医の皆さんも11月にもなると「抗菌薬投与前に血液培養2セット！」という言葉は耳にタコができるほど叩き込まれていることでしょう．もちろんこれは抗菌薬を投与してしまうと，血液培養の診断精度が著しく下がるためです[3]．血液培養で原因微生物が同定できれば，相手に合わせて最適な抗菌薬が選べます．バトルゲームでも，相手のモンスターが炎タイプとわかれば，水タイプの技で攻撃できますよね．

筆者はこのことに加え，グラム染色にこそ感染症診療の神髄があると考えています．少しの手間で迅速に原因微生物の大まかな推定ができるだけでなく，原因微生物か付着菌かの判別も可能になるからです．「何が出るかな？ 抗菌薬効くかな？」と培養検査を漠然と待ちながら何となく抗菌薬の投与を行うのと，グラム染色を見て「この人は先月まで入院して抗菌薬を使用していた人だから，喀痰で見えた陰性桿菌は緑膿菌の可能性もありうるぞ」と抗菌薬を決定するのとでは，患者さんに届ける医療レベルも，医療者の安心感もずいぶん違ってきます．

実は筆者も，最近の抗菌薬投与歴という患者背景を考慮せず「肺炎だからアンピシリン・スルバクタム！」と高をくくって治療開始した結果，緑膿菌肺炎を数日放置してしまった経験がありますし，標的臓器がはっきりしなかったのに，「尿路感染症だからセフトリアキソン！」と治療していたら実際にはコアグラーゼ陰性ブドウ球菌（coagulase-negative

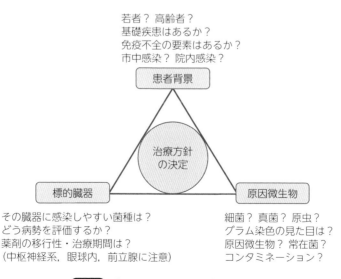

**図2** 感染症トライアングルモデル

staphylococci：CNS）による血管カテーテル関連血流感染症で肝が冷えた経験もしています．感染症診療において，「患者背景」「標的臓器」「原因微生物」のいずれも疎かにはできない要素なのです．

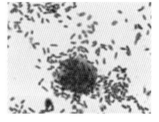

症例のつづき

21：55　尿のグラム染色を行ったところ，図3のような
　　　　太めのグラム陰性桿菌を多量に検出した．
　　　　　　＊　　　　　＊　　　　　＊
上級医「原因微生物として何が考えられるかな？」
研修医「えーと…」

図3　症例の尿グラム染色

## 2　グラム染色から原因微生物を推定する

### 1）敵のカタチを知る！　グラム染色での分類は最低限からマスターせよ

　　　さて，いよいよグラム染色の話です．ザックリと整理すると，「紫（＝陽性）」か「ピンク（＝陰性）」か，「丸い（＝球菌）」か「細長い（＝桿菌）」かを分類しただけの話です（図4）．
　　　特に覚えておきたい菌種はグラム陽性球菌（Gram positive cocci：GPC）とグラム陰性桿菌（Gram negative rods：GNR）に集約されています（図5）．

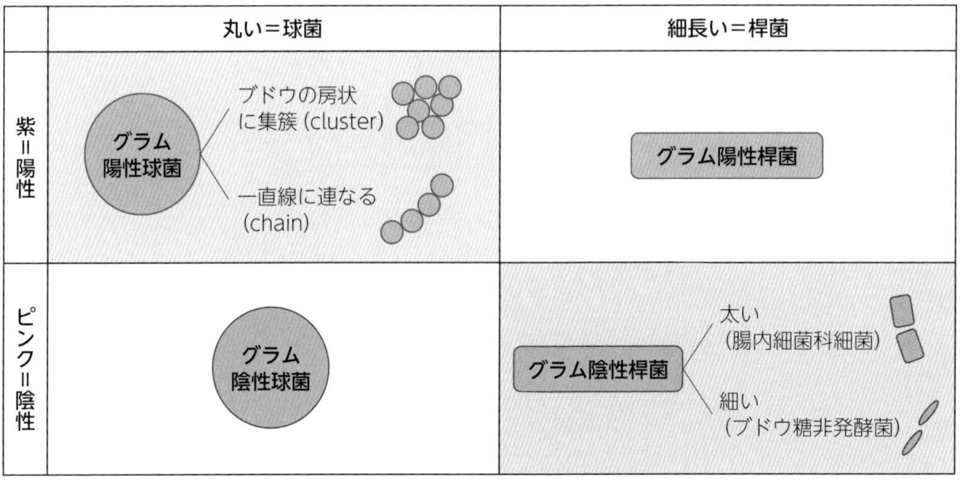

| | 丸い＝球菌 | 細長い＝桿菌 |
|---|---|---|
| 紫＝陽性 | グラム陽性球菌　ブドウの房状に集簇（cluster）　一直線に連なる（chain） | グラム陽性桿菌 |
| ピンク＝陰性 | グラム陰性球菌 | グラム陰性桿菌　太い（腸内細菌科細菌）　細い（ブドウ糖非発酵菌） |

図4　グラム染色の分類法

### ❶ グラム陽性球菌

　　グラム陽性球菌は見た目の違いから，ブドウの房状に集簇するものをブドウ状（cluster），一直線に連なるものを連鎖状（chain）と大きく2つのグループに分けます．そのなかでも連鎖状のGPCにはレンサ球菌（*Streptococcus*），肺炎球菌（*Streptococcus pneumoniae*），腸球菌（*Enterococcus*）の3タイプの菌種があると覚えましょう．

### ❷ グラム陰性桿菌

　　グラム陰性桿菌については太めの菌か細めの菌なのかが重要です．太めのものは腸内細菌科細菌，細めのものはブドウ糖非発酵菌と考えていただいてかまいません．特に腸内細菌科細菌のなかでもプロテウス（*Proteus*）・大腸菌（*Escherichia coli*）・クレブシエラ（*Klebsiella*）が市中感染の原因微生物となることが多く，それぞれの頭文字をとって「PEK（ペック）」と呼んでいます[2]．一方，医療関連感染として問題になるグラム陰性桿菌（*Serratia*，緑膿菌（*Pseudomonas*），*Acinetobacter*，*Citrobacter*，*Enterobacter*）は「SPACE（スペース）」としてまとめて覚えましょう[2]．このなかで，緑膿菌とアシネトバクター以外は腸内細菌科細菌であり「PEK」と同様に太めの陰性桿菌に見えるため，グラム染色での鑑別は困難ですが，緑膿菌は細めの陰性桿菌にみえるため鑑別が可能です．緑膿菌はブドウ糖非発酵菌の代表選手ともいえる菌種で，染色前の耐性菌リスクの評価としても重要といえます．

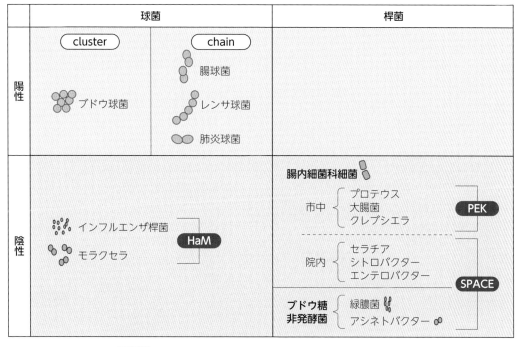

**図5** よく遭遇する原因微生物とグラム染色の関係

### ❸ そのほかの菌種

そのほかの遭遇しやすい菌種は気道に付着するグラム陰性球菌の**インフルエンザ桿菌**（*Haemophilus influenzae*）や**モラクセラ**（*Moraxella*）です．この2つをまとめて「H and M：HaM（ハム）」と覚えましょう．なお，インフルエンザ桿菌については桿菌と分類されることも多いですが，グラム染色をするとゴマ塩状の小さな菌体で球菌にみえることが多いため本特集内では陰性球菌として扱わせていただきます．

## 2) 敵のスミカを知る！感染症ごとに原因微生物は大まかに推定できる！

水タイプのモンスターが水辺に住んでいたり，草タイプのモンスターが森にいるのと同じように，原因微生物にはそれぞれ感染しやすい臓器があります．標的臓器とグラム染色によって，原因微生物はかなり絞り込めます．臨床上重要な3つのスミカに，どんな微生物が感染しやすいのかを知りましょう．

### ❶ 気道（肺炎，咽頭炎，扁桃炎，副鼻腔炎，口腔内感染症など：図6）

今回グラム陽性桿菌は省略しているため厳密には注意が必要ですが，気道上皮に常在している菌種はグラム陽性・陰性にかかわらず球菌がメインです．

市中感染においては**肺炎球菌とレンサ球菌，インフルエンザ桿菌とモラクセラ**（いわゆる「HaM」）が原因微生物となりやすい菌種です．一方，院内肺炎では**ブドウ球菌やクレブシエラ，緑膿菌**の頻度が高くなります．

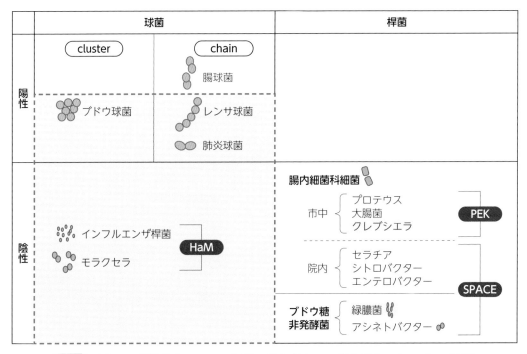

**図6** 肺炎の原因微生物もしくは気道の常在菌として頻度が高いもの（　部分）
※結核など抗酸菌感染症，非定型肺炎，ウイルス性肺炎の可能性は常に鑑別すること．

**❷ 尿路・腹腔内 (腎盂腎炎, 胆管炎, 胆囊炎など：図7)**

尿路感染症や腹腔内感染症では**グラム陰性桿菌**が原因微生物となることが多いです. 特に市中感染においては, **大腸菌・クレブシエラ・プロテウス (いわゆる「PEK」)** が原因微生物となりやすい菌種です. 今回の腎盂腎炎の症例でもこのゾーンの微生物が原因微生物として推定されます.

症例のグラム染色：太めのグラム陰性桿菌＝大腸菌などの腸内細菌科細菌

**❸ 皮膚軟部組織 (蜂窩織炎など：図8)**

蜂窩織炎などの皮膚軟部組織では, **レンサ球菌やブドウ球菌**などのグラム陽性球菌が原因微生物となることが多いです. ザックリと考えるとグラム染色で紫に染まるものです. ただし, 免疫不全の要素がある場合や, 創部の二次感染など侵入門戸が存在する場合, この限りではありません.

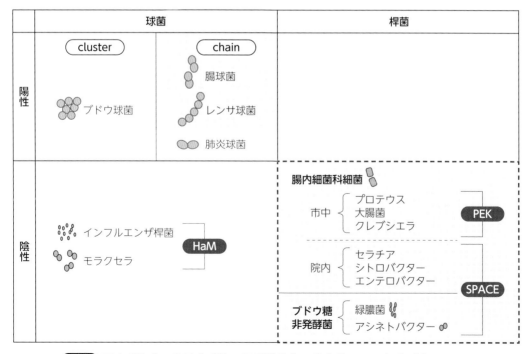

**図7** 尿路感染症や腹腔内感染の原因微生物や常在菌として頻度が高いもの

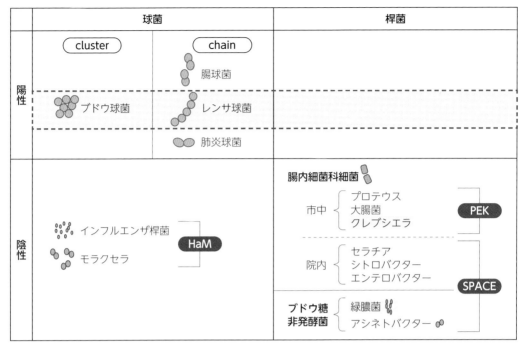

**図8** 皮膚軟部組織感染症の原因微生物として頻度が高いもの

## 3 標的臓器から原因微生物を推定する：尿路感染症なら大腸菌？

　今回は尿のグラム染色で太めのグラム陰性桿菌を検出しました．大腸菌などの腸内細菌科細菌が尿路感染症を起こし，その結果敗血症へ至ったことが推察されます．

　グラム染色だけでは具体的な菌種までは絞り込めませんが，患者背景に加えて，各標的臓器で原因微生物となりうる微生物の知識と合わせれば，相手をかなり絞り込めるはずです．

　尿路感染症は「単純性尿路感染症」か「複雑性尿路感染症」かに区別して考えます．単純性か複雑性かによって，想定する原因微生物が異なるからです．

　単純性尿路感染症とは，① 若い女性，② 妊婦以外，③ 尿路の解剖学的異常がないといった3つの条件を満たした場合のもので，それ以外のものを複雑性尿路感染症と考えます．**男性全般・妊婦の場合，尿路の解剖学的／機能的問題，糖尿病や肝・腎疾患などの代謝上の問題，これまでに耐性菌の問題があった場合などが含まれます** [2]．

　表のとおり，単純性尿路感染症の場合は大腸菌が原因微生物となることがほとんどですが，複雑性尿路感染症の場合は大腸菌・クレブシエラを含む腸内細菌科細菌（太めのグラム陰性桿菌），腸球菌（グラム陽性球菌）や緑膿菌（細めのグラム陰性桿菌）の関与も考える必要があります．

　今回の症例は複雑性尿路感染症ですが，グラム染色では太めのグラム陰性桿菌が検出されており，大腸菌やクレブ

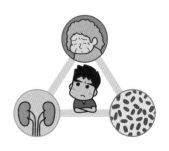

**表** 尿路感染症の原因微生物の割合

| 原因微生物 | | 単純性尿路感染症 | 複雑性尿路感染症 |
|---|---|---|---|
| グラム<br>陰性桿菌 | 大腸菌 | 78％ | 36％ |
| | クレブシエラ | 3％ | 7％ |
| | プロテウス | 2％ | 2％ |
| | 緑膿菌 | 0.3％ | 5％ |
| | その他 | 3％ | 13％ |
| グラム<br>陽性球菌 | 腸球菌 | 3％ | 21％ |
| | ブドウ球菌 | 8％ | 9％ |
| | レンサ球菌 | 3％ | 7％ |

文献4, 5より作成.

シエラなどの腸内細菌科細菌が原因微生物の可能性が高そうです. 原因微生物の推定ができれば, 初期治療の開始をしながらあとは培養結果を待つだけです. 初期治療で使用する抗菌薬の選択については次の稿で詳しく触れていきます.

## おわりに

　自施設の微生物検査室で検体処理をされている場合は, かなり早い時期から菌種や感受性についてある程度判明している場合もあり, 微生物検査室に頻回に通いながら検査技師さんと仲良くなっておくのもコツの1つです.

　感染症診療においては「患者背景」「標的臓器」「原因微生物」の3要素をしっかりと評価できることが非常に重要であり, このいずれかがわからなくなってしまったときに“行方不明熱”化してしまいます. 道に迷ったときは一度立ち止まって, 何が評価できていないかを再点検してみましょう！

### 引用文献

1）「トライアングルモデルで身につける 感染症診療の考え『型』」(佐田竜一/編), 羊土社, 2016
　↑症例を通して感染症診療の「型」を徹底的にトレーニングができる1冊！ 各疾患のピットフォールやマネジメントも必見.

2）「レジデントのための感染症診療マニュアル 第4版」(青木眞/編), 医学書院, 2020
　↑この1冊をもっておけば間違いない定番のバイブル！ 辞書的でどこが重要かわかりにくいかもしれないが, なんといっても第1章「感染症診療の基本原則」がポイント.

3）Cheng MP, et al：Blood Culture Results Before and After Antimicrobial Administration in Patients With Severe Manifestations of Sepsis：A Diagnostic Study. Ann Intern Med, 171：547-554, 2019 (PMID：31525774)

4）Hayami H, et al：Nationwide surveillance of bacterial pathogens from patients with acute uncomplicated cystitis conducted by the Japanese surveillance committee during 2009 and 2010：antimicrobial susceptibility of Escherichia coli and Staphylococcus saprophyticus. J Infect Chemother, 19：393-403, 2013 (PMID：23640203)

5）Matsumoto T, et al：Nationwide survey of antibacterial activity against clinical isolates from urinary tract infections in Japan（2008）. Int J Antimicrob Agents, 37：210-218, 2011（PMID：21242062）

■ 参考文献・もっと学びたい人のために

1）「市中感染症診療の考え方と進め方 第2集」（IDATEN セミナーテキスト編集委員会／編），医学書院，2015
　↑感染症診療の基本を体系的に学べる良著.

2）「感染症診断に役立つグラム染色―実践 永田邦昭のグラム染色カラーアトラス 第2版」（永田邦昭／著），シーニュ，2014
　↑各菌種のグラム染色を豊富な写真数でバラエティー豊かに解説されており，顕微鏡の横に置いておきたい1冊.

3）「検査と技術 Vol.46 No.3 感染症クイックリファレンス」，医学書院，2018
　↑見開き1ページで各菌種の写真，特徴，常在環境，引き起こす感染症，感受性のある薬剤，耐性機序がコンパクトにまとめられた奇跡の1冊. ただし入手はやや困難.

4）「グラム染色診療ドリル」（林 俊誠／著），羊土社，2021
　↑グラム染色の写真を豊富に用いて要点を解説しておりおススメ. ドリル形式で菌種や薬剤感受性試験の読み方を体系的に学習できる.

5）「医師のために論じた判断できない抗菌薬のいろは 第3版」（Hauser AR／著，岩田健太郎／監訳），メディカル・サイエンス・インターナショナル，2019
　↑標的臓器，微生物，抗菌薬についての必要最低限のエッセンスがバランスよく学べる1冊.

**Profile**

鍋島新志（Shinji Nabeshima）

広島大学大学院 医系科学研究科 分子内科学
広島県出身. 北九州総合病院で後期研修後，広島赤十字・原爆病院で呼吸器科・院内感染対策実践部会のメンバーとして勤務し現職.
当初は感染症の「か」の字もわからないポンコツでしたが，後期研修時代に微生物検査室に住み込みで上司や検査技師の方々にグラム染色のイロハを教わったことが原体験となり，今の私があります.

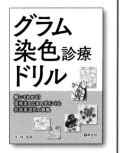

# 5. 抗菌薬の投与 その②
# 抗菌薬の選び方

鍋島新志

① 研修医がマスターすべき抗菌薬は 10 種！ スペクトラムはグラム染色の分類で大まかに把握する

② 抗菌薬の初回投与はなるべく早く！

③ 敗血症の初期治療は広域抗菌薬でもよいが，培養結果が出たらデ・エスカレーションする

## はじめに

　「抗菌薬の選び方」は感染症診療の核であり，感染症に苦手意識がある人には最大の難関かもしれません．しかし，抗菌薬の選び方にも「型」があり，考え方はシンプルです．本稿では，代表的な抗菌薬のスペクトラムを確認し，どのように抗菌薬を選択するのか紐解いていきます．

【本稿に登場する略語】

MRSA ：メチシリン耐性黄色ブドウ球菌（methicillin-resistant *Staphylococcus aureus*）

MSSA ：メチシリン感受性黄色ブドウ球菌（methicillin-susceptible *Staphylococcus aureus*）

CNS ：コアグラーゼ陰性ブドウ球菌（coagulase negative staphylococci）

BLNAR：β-ラクタマーゼ非産生アンピシリン耐性（β-lactamase negative ampicillin resistant）

ESBL ：基質特異性拡張型βラクタマーゼ（Extended Spectrum β Lactamase）

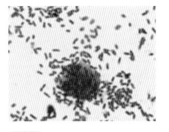

**図1** 症例の尿グラム染色

# 1 抗菌薬の守備範囲 ～研修医のうちにマスターすべき抗菌薬～

　臨床現場では抗菌薬がたくさん登場して，どの薬剤を使えばよいか判断に困りますよね．
しかし，研修医のうちにマスターすべき薬剤は少なく，まずはペニシリン系（4種），セ
フェム系（4種），カルバペネム系と抗MRSA薬（1種ずつ）を押さえればよいと筆者は考
えています．

　前稿で用いたグラム染色分類を活用し，上記の抗菌薬がカバーする菌種の範囲をビジュ
アルで押さえましょう．

---

**【ヒント：原因微生物の覚え方】**

　HaM　：市中感染を起こすグラム陰性球菌（*Hemophilus influenzae*, *Moraxella*）の頭
　　　　　文字．
　PEK　：市中感染を起こすグラム陰性桿菌（*Proteus*, *Escherichia coli*, *Klebsiella*）の
　　　　　頭文字．
　SPACE：院内感染を起こすグラム陰性桿菌（*Serratia*, *Pseudomonas*, *Acinetobacter*,
　　　　　*Citrobacter*, *Enterobacter*）の頭文字．

---

## 1）ペニシリン系（図2〜5）

　ペニシリン系の薬剤はベンジルペニシリン（ペニシリンG）のスペクトラムをベースとし
て考えると整理しやすくなります．ベンジルペニシリンのカバーする範囲はレンサ球菌，
肺炎球菌，腸球菌などのグラム陽性球菌（連鎖状）ですが，アンピシリンはその範囲から
プロテウス・大腸菌までカバーする範囲が拡がるイメージです．

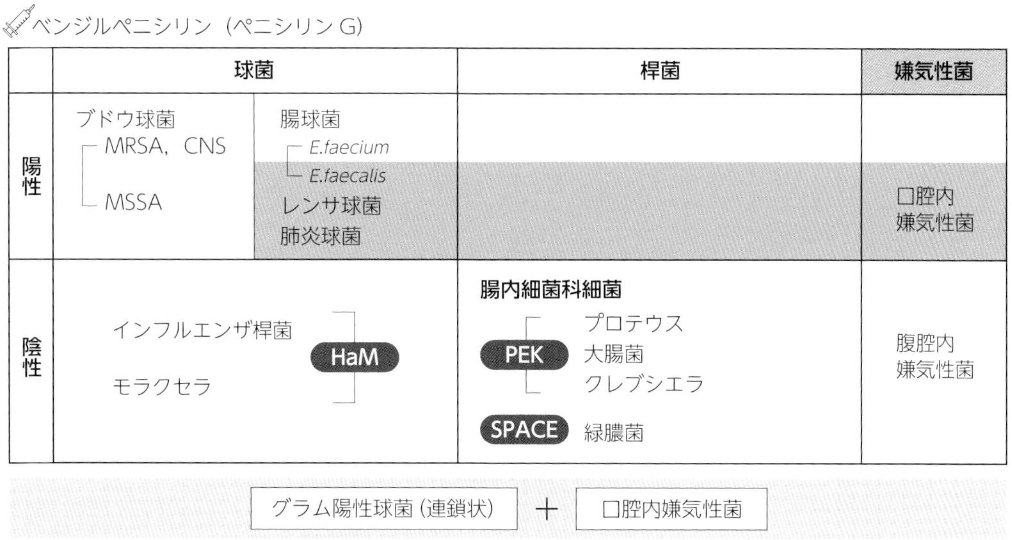

💉ベンジルペニシリン（ペニシリンG）

| | 球菌 | | 桿菌 | 嫌気性菌 |
|---|---|---|---|---|
| 陽性 | ブドウ球菌<br>┬ MRSA，CNS<br>└ MSSA | 腸球菌<br>┬ E.faecium<br>└ E.faecalis<br>レンサ球菌<br>肺炎球菌 | | 口腔内<br>嫌気性菌 |
| 陰性 | インフルエンザ桿菌　┐<br>　　　　　　　　 HaM<br>モラクセラ　　　　 ┘ | | 腸内細菌科細菌<br>PEK ┬ プロテウス<br>　　│ 大腸菌<br>　　└ クレブシエラ<br>SPACE 緑膿菌 | 腹腔内<br>嫌気性菌 |

グラム陽性球菌（連鎖状）　＋　口腔内嫌気性菌

感受性のある肺炎球菌や髄膜炎菌では第1選択.

**図2** 天然ペニシリンのスペクトラム

💉アンピシリン（ビクシリン®）

| | 球菌 | | 桿菌 | 嫌気性菌 |
|---|---|---|---|---|
| 陽性 | ブドウ球菌<br>┬ MRSA，CNS<br>└ MSSA | 腸球菌<br>┬ E.faecium<br>└ E.faecalis<br>レンサ球菌<br>肺炎球菌 | | 口腔内<br>嫌気性菌 |
| 陰性 | インフルエンザ桿菌　┐<br>　　　　　　　　 HaM<br>モラクセラ　　　　 ┘ | | 腸内細菌科細菌<br>PEK ┬ プロテウス<br>　　│ 大腸菌<br>　　└ クレブシエラ<br>SPACE 緑膿菌 | 腹腔内<br>嫌気性菌 |

ベンジルペニシリンのスペクトラム　＋　プロテウス・大腸菌

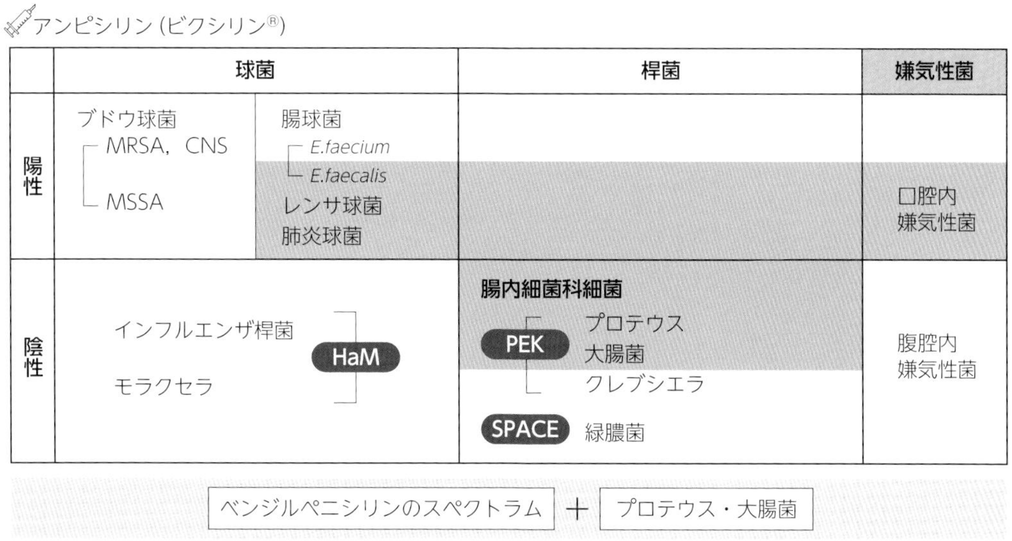

腸球菌への第1選択. プロテウス・大腸菌は耐性に注意！

💊 アモキシシリン（サワシリン®）も同等のスペクトラム.

**図3** アミノペニシリンのスペクトラム

💉アンピシリン・スルバクタム (ユナシン®-S)

| | | 球菌 | 桿菌 | 嫌気性菌 |
|---|---|---|---|---|
| 陽性 | ブドウ球菌<br>┌ MRSA，CNS<br>└ MSSA | 腸球菌<br>┌ E.faecium<br>└ E.faecalis<br>レンサ球菌<br>肺炎球菌 | | 口腔内<br>嫌気性菌 |
| 陰性 | インフルエンザ桿菌<br>モラクセラ　HaM | | 腸内細菌科細菌<br>PEK　プロテウス<br>大腸菌<br>クレブシエラ | 腹腔内<br>嫌気性菌 |
| | | | SPACE　緑膿菌 | |

ベンジルペニシリンのスペクトラム ＋ MSSA ＋ HaM ＋ PEK ＋ 嫌気性菌

市中感染の原因微生物・嫌気性菌をバランスよくカバー.
💊 アモキシシリン・クラブラン酸（オーグメンチン®）も同等のスペクトラム.

**図4** βラクタマーゼ阻害薬入ペニシリンのスペクトラム

💉タゾバクタム・ピペラシリン (ゾシン®)

| | | 球菌 | 桿菌 | 嫌気性菌 |
|---|---|---|---|---|
| 陽性 | ブドウ球菌<br>┌ MRSA，CNS<br>└ MSSA | 腸球菌<br>┌ E.faecium<br>└ E.faecalis<br>レンサ球菌<br>肺炎球菌 | | 口腔内<br>嫌気性菌 |
| 陰性 | インフルエンザ桿菌<br>モラクセラ　HaM | | 腸内細菌科細菌<br>PEK　プロテウス<br>大腸菌<br>クレブシエラ<br>SPACE　緑膿菌 | 腹腔内<br>嫌気性菌 |

アンピシリン・スルバクタムのスペクトラム ＋ 緑膿菌

アンピシリン・スルバクタムのスペクトラムに加え緑膿菌までカバーすべきときに使用.
原因微生物がわかればデ・エスカレーション！

💉ピペラシリン単剤は アンピシリンのスペクトラム ＋ 緑膿菌 をカバー.

**図5** 抗緑膿菌／βラクタマーゼ阻害薬入ペニシリンのスペクトラム

## 2）セフェム系（図6～9）

　セフェム系は第1世代～第4世代という開発の年代による分類で理解できます．第1世代はグラム陽性菌を中心にカバーし，世代が上がるにつれスペクトラムが陽性球菌から陰性桿菌に移るイメージです（第4世代は第1世代＋第3世代）．**腸球菌に自然耐性をもつこと**や**嫌気性菌，グラム陽性桿菌には効果が乏しい**ことがセフェム系の特徴です．

## 3）カルバペネム系：メロペネム（図10）

　カルバペネム系はメロペネム（メロペン®）を覚えましょう．緑膿菌や，ESBL産生菌，AmpC過剰産生菌も含め，グラム陰性桿菌を全般的にカバーします．

　ただし，広域抗菌薬でもカバーしない範囲があることや抗菌薬無効の微生物（非定型肺炎の原因微生物，真菌，ウイルスなど）が存在することを忘れないでください．

## 4）抗MRSA薬：バンコマイシン（図11）

　抗MRSA薬にもいくつか種類がありますが，どの感染症にも適応があるバンコマイシン（塩酸バンコマイシン）を使いこなせるようになりましょう．

> 🖝 **ここがポイント**
> 抗菌薬スペクトラムはグラム染色の分類でカバー範囲をイメージする

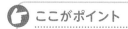
セファゾリン（セファメジン®α）

| | 球菌 | | 桿菌 | 嫌気性菌 |
|---|---|---|---|---|
| 陽性 | ブドウ球菌<br>┬ MRSA, CNS<br>└ MSSA | 腸球菌<br>┬ E.faecium<br>└ E.faecalis<br>レンサ球菌<br>肺炎球菌 | | 口腔内<br>嫌気性菌 |
| 陰性 | インフルエンザ桿菌 ┐<br> HaM<br>モラクセラ ┘ | | 腸内細菌科細菌<br>PEK ┬ プロテウス<br>　　大腸菌<br>　　└ クレブシエラ<br>SPACE 緑膿菌 | 腹腔内<br>嫌気性菌 |

MSSA ＋ レンサ球菌 ＋ PEK

MSSAの第1選択．溶血性レンサ球菌による咽頭炎・扁桃炎にも使用．
髄液移行性はないため中枢神経系感染には使用しない．
🖝 セファレキシン（ケフレックス®）や 🖝 セファクロル（ケフラール®）もほぼ同等のスペクトラム．

**図6** 第1世代セフェム（セファロスポリン系）のスペクトラム

💉セフメタゾール (セフメタゾン®)

| | | 球菌 | | 桿菌 | | 嫌気性菌 |
|---|---|---|---|---|---|---|
| 陽性 | ブドウ球菌<br>├ MRSA, CNS<br>└ MSSA | 腸球菌<br>├ *E.faecium*<br>└ *E.faecalis*<br>レンサ球菌<br>肺炎球菌 | | | | 口腔内<br>嫌気性菌 |
| 陰性 | インフルエンザ桿菌 HaM<br>モラクセラ | | | 腸内細菌科細菌<br>PEK ├ プロテウス<br>├ 大腸菌<br>└ クレブシエラ<br>SPACE 緑膿菌 | | 腹腔内<br>嫌気性菌 |

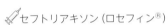

| セファゾリンのスペクトラム | + | HaM | + | 嫌気性菌 |
|---|---|---|---|---|

セファマイシン系は嫌気性菌活性あり！
市中感染の原因になる陰性菌，腹腔内嫌気性菌をカバーするため胆嚢炎・胆管炎，憩室炎に使用可能.
髄液移行性はない.
※セファマイシン系はセファロスポリン系と異なり ESBL による分解を受けない.

**図7** 第2世代セフェム（セファマイシン系）のスペクトラム

💉セフトリアキソン (ロセフィン®)

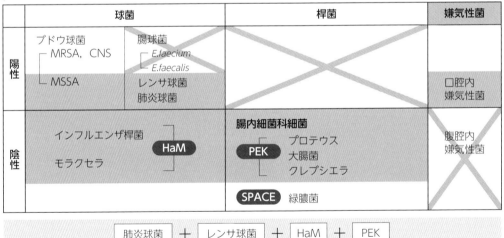

| | | 球菌 | | 桿菌 | | 嫌気性菌 |
|---|---|---|---|---|---|---|
| 陽性 | ブドウ球菌<br>├ MRSA, CNS<br>└ MSSA | 腸球菌<br>├ *E.faecium*<br>└ *E.faecalis*<br>レンサ球菌<br>肺炎球菌 | | | | 口腔内<br>嫌気性菌 |
| 陰性 | インフルエンザ桿菌 HaM<br>モラクセラ | | | 腸内細菌科細菌<br>PEK ├ プロテウス<br>├ 大腸菌<br>└ クレブシエラ<br>SPACE 緑膿菌 | | 腹腔内<br>嫌気性菌 |

| 肺炎球菌 | + | レンサ球菌 | + | HaM | + | PEK |
|---|---|---|---|---|---|---|

市中感染の原因微生物をバランスよくカバー. 髄液移行性あり.
※MSSA もカバーはしているが効果の担保が得られておらず，基本的に使用しない.
※エンテロバクター，セラチア，シトロバクターでは耐性誘導するため使用には注意！

**図8** 第3世代セフェム（セファロスポリン系）のスペクトラム

💉セフェピム（マキシピーム®）

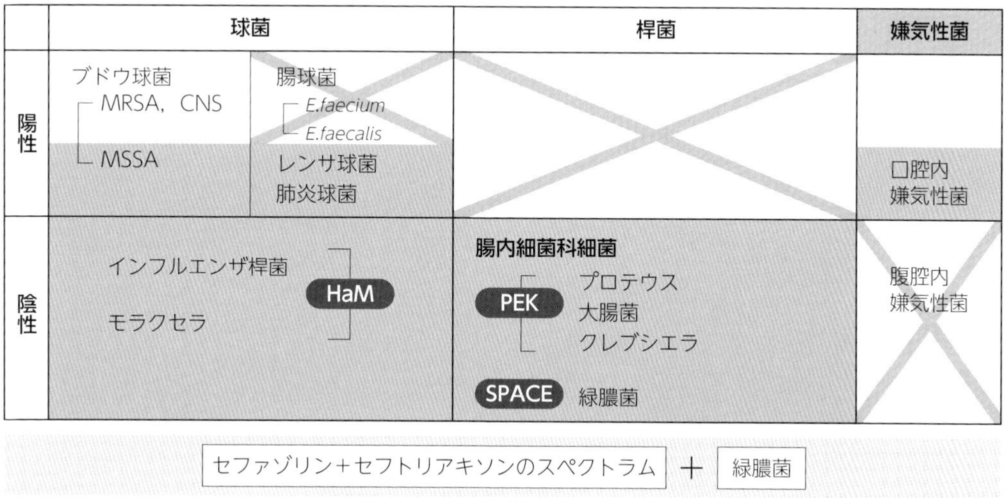

| | 球菌 | | 桿菌 | 嫌気性菌 |
|---|---|---|---|---|
| 陽性 | ブドウ球菌<br>ー MRSA，CNS<br>ー MSSA | 腸球菌<br>ー E.faecium<br>ー E.faecalis<br>レンサ球菌<br>肺炎球菌 | | 口腔内<br>嫌気性菌 |
| 陰性 | インフルエンザ桿菌<br>モラクセラ<br>HaM | | 腸内細菌科細菌<br>PEK プロテウス<br>大腸菌<br>クレブシエラ<br>SPACE 緑膿菌 | 腹腔内<br>嫌気性菌 |

セファゾリン+セフトリアキソンのスペクトラム ＋ 緑膿菌

緑膿菌や AmpC 過剰産生菌もカバーするため院内耐性菌を原因微生物とする発熱性好中球減少症で使用．
髄液移行性あり．
※ESBL 産生菌はカバーしない．
※腎機能低下時，高用量使用すると脳症をきたす可能性あり．

**図9** 第4世代セフェム（セファロスポリン系）のスペクトラム

💉メロペネム（メロペン®）

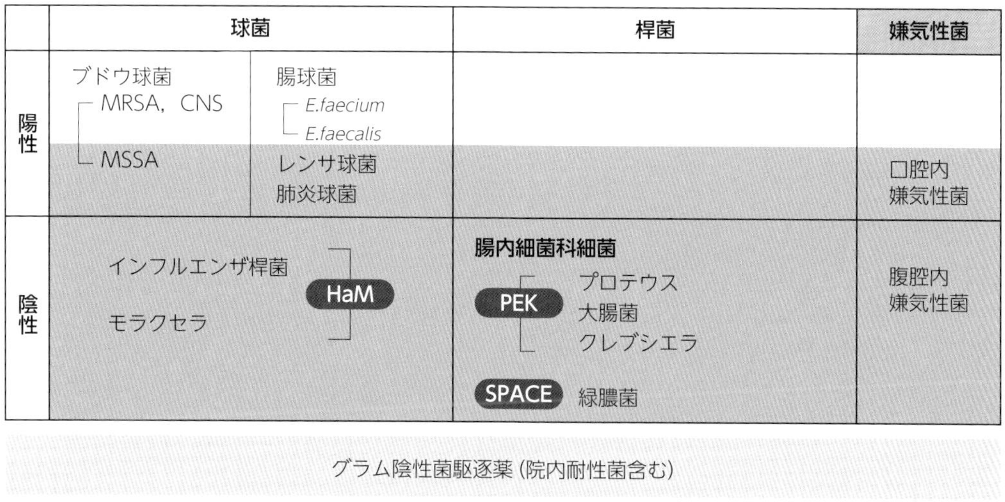

| | 球菌 | | 桿菌 | 嫌気性菌 |
|---|---|---|---|---|
| 陽性 | ブドウ球菌<br>ー MRSA，CNS<br>ー MSSA | 腸球菌<br>ー E.faecium<br>ー E.faecalis<br>レンサ球菌<br>肺炎球菌 | | 口腔内<br>嫌気性菌 |
| 陰性 | インフルエンザ桿菌<br>モラクセラ<br>HaM | | 腸内細菌科細菌<br>PEK プロテウス<br>大腸菌<br>クレブシエラ<br>SPACE 緑膿菌 | 腹腔内<br>嫌気性菌 |

グラム陰性菌駆逐薬（院内耐性菌含む）

ESBL 産生菌，AmpC 過剰産生菌も含めて陰性菌全般をカバーしたいときに使用！

※MRSA，腸球菌，非定型肺炎の原因微生物，真菌・ウイルスには無効．
※Stenotrophomonas maltophilia には耐性．

**図10** メロペネムのスペクトラム

💉バンコマイシン（塩酸バンコマイシン）

| | | 球菌 | 桿菌 | | 嫌気性菌 |
|---|---|---|---|---|---|
| 陽性 | ブドウ球菌<br>┌ MRSA, CNS<br>└ MSSA | 腸球菌<br>┌ E.faecium<br>└ E.faecalis<br>レンサ球菌<br>肺炎球菌 | | | 口腔内<br>嫌気性菌 |
| 陰性 | インフルエンザ桿菌<br>モラクセラ | HaM | 腸内細菌科細菌<br> PEK プロテウス<br>　　　 大腸菌<br>　　　 クレブシエラ<br> SPACE 緑膿菌 | | 腹腔内<br>嫌気性菌 |

グラム陽性菌駆逐薬

ほぼすべてのグラム陽性菌をカバー.
ペニシリン系やセフェム系が有効な場合はそちらを優先！
※特に MRSA は原因微生物か定着菌かの判断が必要.

**図11** バンコマイシンのスペクトラム

# 2 感染症診療の原則 〜治療編〜

## 1）第1選択薬をしっかりと！

### ❶ 抗菌薬の選び方

　　薬剤選択の順序は，① 原因微生物の推定→② その微生物をカバーし，できるだけ狭域のものを探す→③ アンチバイオグラムを確認する→④ 臓器移行性を確認する→⑤ 投与量を設定するです.

　　今回の症例では，大腸菌などの腸内細菌科が原因微生物の複雑性腎盂腎炎と考えています.

　　図2〜11のスペクトラムを参考にすると，アンピシリン，アンピシリン・スルバクタム，タゾバクタム・ピペラシリン，セフェム系，カルバペネム系が大腸菌をカバーすることが確認できます.

　　ただし，近年は大腸菌の耐性化が進んでいます. 耐性状況は地域・施設間で異なるため，自施設で作成された**アンチバイオグラムを確認**しましょう. 現実的には**第3世代セフェム**や**アンピシリン・スルバクタム**などが候補に残り，セファロスポリンを分解するESBL産生菌の頻度が高い施設や患者背景であれば，**カルバペネム系**の使用も検討するということになります.

　　（臨床現場でよく使用される書籍で「菌種別の第1選択薬をまとめた表」がどこに記載されているかを引用文献欄に記載したので，こちらも参考にしてみてください）

**【日常臨床で問題となる耐性機序（MRSA以外）】**

・BLNAR：β-ラクタマーゼ非産生アンピシリン耐性．主にインフルエンザ桿菌で問題になり，アンピシリン・スルバクタムに耐性を示す．

・ESBL：基質特異性拡張型βラクタマーゼ．ペニシリン系とセファロスポリンを破壊する．市中感染を起こす陰性桿菌（PEK）で問題になる．

・AmpC過剰産生：セフェム系の分解酵素であり，セファロスポリンに加えてセファマイシン，モノバクタム，クラブラン酸を破壊する．院内感染をきたす *Enterobacter* や *Citrobacter* などで問題になる．

## ❷ 患者背景，重症度によってカバーする微生物を変えるべきか？

「広域抗菌薬＝強い」「狭域抗菌薬＝弱い」という誤解がありますが，抗菌薬には強いも弱いもありません．守備範囲が広いか狭いかだけの話で，感染症の重症度と抗菌薬のスペクトラムは関係ありません．

一方で，敗血症性ショックの初期治療の際には，原因微生物の固有名詞が特定できておらず，培養結果を待つ数日の間で命にかかわるようなイベントが生じえます．仮に抗菌薬選択の失敗が治療に重篤な影響をもたらす場合は，最悪の事態を想定して広域抗菌薬から治療を開始し，患者さんの状態が落ち着き，培養結果が判明した時点で，最適な抗菌薬に切り替えるという考え方が合理的です．

今回の症例で，施設のESBL検出率が20％と仮定しましょう．セフトリアキソンであれば80％は治療可能ですが，20％悪化する可能性があるということです．軽症であれば悪化しても立て直せるので，最初にセフトリアキソンを選択してESBL産生菌と判明した時点でメロペネムへ変更（エスカレーション）してもよいかもしれません．しかし重症例では20％のリスクは許容できないため，最初はESBL産生菌までカバーできるメロペネムを選択して，培養結果でESBL産生菌でないことを確認できた際に改めて適切な抗菌薬に変更する（デ・エスカレーション）という考え方です（図12）．

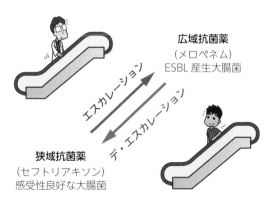

**図12** エスカレーションとデ・エスカレーション

大切なことは，広域抗菌薬で治療を開始すると決定した場合に，**培養結果や薬剤感受性結果が判明した後もダラダラと広域抗菌薬を継続しない**ことです．効果を得られている途中で抗菌薬を変更することには抵抗があるかもしれませんが，自信をもってデ・エスカレーションしましょう．

### ❸ 投与量の設定

抗菌薬選択ができれば，投与量は**教科書的なスタンダード**[1~3]を踏襲すればよいのです．ただし，添付文書には抗菌薬の薬物動態が考慮されず不適切なものがあるため，PK/PD理論を考慮した投与量設定か確認してください．

**腎機能が低下しているときでも初回投与は最大用量で開始**してください．その後の投与間隔は，腎機能に合わせて調整しましょう．

### ❹ 抗菌薬の初回投与はなるべく早く！

敗血症の診療では「抗菌薬をいかに早い時期に投与するか」が予後を決定する重要な因子です[4]．「敗血症1時間バンドル」を達成すべく，早い段階で抗菌薬が投与できるよう心がけたいところですが，今回の症例提示でも，敗血症と認識してから1時間以内に抗菌薬選択をするのは，ギリギリだと感じませんでしたか？少なくとも「入院してから抗菌薬をオーダーしよう」と悠長なことは言っていられない，ということはおわかりいただけたでしょう．救急外来から入院するまでに抗菌薬の初回投与を開始できるよう，チームプレーで診療しましょう．

## 2) 治療計画を立てておこう

### ❶ 治療開始時から終了時のことを考える

抗菌薬投与を開始する際には「うまくいっていればこの日に終了する．それまでに治療失敗しているときは戦略を立て直す」とあらかじめ出口戦略を立てておくべきです．抗菌薬の治療期間には疾患ごとにある程度推奨されている期間があり，例えば複雑性腎盂腎炎による敗血症の場合，10～14日間の治療期間が妥当かと考えます（表）．

**表** 抗菌薬投与期間の例

| 菌血症 | グラム陰性桿菌：10～14日間<br>黄色ブドウ球菌：血液培養陰性を確認してから14～28日間<br>カンジダ：血液培養陰性を確認してから14日間 |
|---|---|
| 肺炎 | 市中肺炎：5日，または解熱後2～3日<br>院内肺炎・人工呼吸器関連肺炎：7日間 |
| 腎盂腎炎 | 10～14日 |
| 蜂窩織炎 | 急性炎症が消失した3日後まで |

免疫力のある患者の場合．患者背景・標的臓器・原因微生物を総合的に判断して決定すること．
文献1～3を参考に作成．

### ❷ うまくいかないときのアプローチ

　腎盂腎炎で2〜3日は解熱しないことがあるとはいえ，5〜6日も解熱しないとなると膿瘍形成や結石などの解剖学的な閉塞起点がないか，抗菌薬の用法用量，スペクトラムが適切か評価する必要があります．

　また，想定した以外の感染巣（肺炎，尿路感染，胆道感染症，衣服で隠れた部位の蜂窩織炎，感染性心内膜炎，髄膜炎）や，その他の熱源として薬剤 (Drug)，偽膜性腸炎 (C.difficile)，デバイス関連 (Device)，深部静脈血栓症 (deep vein thrombosis：DVT)，褥瘡 (Decubitus)，血漿誘発性関節炎 (calcium pyrophosphate dehydrate deposition disease：CPPD) がないか探す（すべてDがつくため6Dと覚える[5]）ことも必要です．

　カルテのCRPと熱型表ばかりを注視していても答えは出ません！ ベッドサイドに行って情報収集をしましょう．

---

**症例のつづき**

21：55　尿のグラム染色では腸内細菌科細菌様のグラム陰性桿菌を認めた．
22：00　ESBL産生菌の関与が否定できない状況のため，救急外来で初回抗菌薬投与としてメロペネム1g8時間ごとの経静脈投与を開始した．

To be continued…

---

## おわりに

　今回示した抗菌薬スペクトラムの考え方は一例にすぎません．どんな方法でも「今使っている抗菌薬はどの菌種をカバーしていて，どの菌種はカバーできていないか」をいかに意識できるかが重要な点です．

　また，感染症治療は抗菌薬がすべてではありません．いくら適切な薬剤を選べていても，今回の症例ではドレナージで閉塞を解除することが不可欠です．木を見て森を見ない治療にならないよう，俯瞰的に捉える視点も持ち合わせましょう．

### ■ 引用文献

1）「レジデントのための感染症診療マニュアル 第4版」（青木 眞/著），医学書院，2020
　　↑感染症診療のバイブル．「抗菌薬投与期間の例」は第1章に，「菌種別の第1選択薬をまとめた表」は第2章に掲載．
2）「感染症プラチナマニュアル 2020」（岡 秀昭/著），メディカル・サイエンス・インターナショナル，2020
　　↑2015年から毎年更新されている必携のポケットマニュアル．もうこれがない時代には戻れない．「菌種別の第1選択薬をまとめた表」「抗菌薬投与期間の例」は巻末の付録に掲載．
3）「日本語版 サンフォード感染症治療ガイド2021」（Gilbert DN，他/著，菊池 賢，橋本正良/監），ライフサイエンス出版，2021
　　↑2）が登場するまでは研修医必携だった元祖ポケットマニュアル．表2が「菌種別の第1選択薬をまとめた表」に，表3が「抗菌薬投与期間の例」に相当する．

4）Kumar A, et al：Duration of hypotension before initiation of effective antimicrobial therapy is the critical determinant of survival in human septic shock. Crit Care Med, 34：1589-1596, 2006（PMID：16625125）

5）「ジェネラリストのための内科診断リファレンス」（酒見英太 / 監，上田剛士 / 著），医学書院，2014

### 参考文献・もっと学びたい人のために

1）「抗菌薬ドリル」（羽田野義郎 / 編），羊土社，2019
  ↑抗菌薬の勉強をするためには情報量が必要十分な1冊.

2）「抗菌薬選択トレーニング」（藤田直久 / 編），医学書院，2019
  ↑薬剤感受性試験の読み方を練習するための1冊.

3）「知って防ぐ！耐性菌ESBL産生菌・MRSA・MDRP」（矢野邦夫 / 著），ヴァンメディカル，2014
  ↑これほどわかりやすく耐性菌の話をしている本はほかに知らない．続編もおススメ.

鍋島新志（Shinji Nabeshima）

広島大学大学院 医系科学研究科 分子内科学
修羅の国で感染症修行をして国に戻った後，現在はネズミと仁義なき戦いを繰り広げている．主食お好み焼き，おかず生牡蠣，おやつもみじ饅頭で順調にお腹が成長中．趣味は年間200本の映画鑑賞で，視覚に訴える能力を養いスライドづくりに励むこと．最近はABPC/SBTやCTRXすら広域なのではと頭を悩ませている.

**Book Information**

# 抗菌薬ドリル
感染症診療に強くなる問題集

発行 羊土社

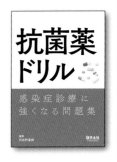

羽田野義郎／編

● 「ちょうどいい難易度」と大好評のレジデントノート特集，待望の単行本化！
● 感染症診療の基盤になる考え方が問題集を解きながら自然に身につく！

□ 定価3,960円(本体3,600円＋税10%)　□ B5判　□ 182頁　□ ISBN 978-4-7581-1844-6

# 6. 感染源のコントロール

加藤之紀

① 感染の"もと"を絶たないと形勢逆転はできないと心得ろ！

② 状態が悪いから"こそ"処置を急げ！

③ 処置に臨む専門医を孤独にしない！　重症患者はみんな（研修医・救急担当医・専門医・ICU担当医など）で助けよう！

## はじめに

　　あなたが帰宅すると，部屋の中に鼻が曲がりそうなほどの悪臭が充満していたとしましょう．あなたは次に何をするでしょうか？消臭剤をふりまいて，まず鼻で息ができるようにする人もいるかもしれません．しかしほとんどの人は大急ぎで悪臭のもとがどこにあるのか探し出し，処理をしようとするのではないでしょうか．でないと消臭スプレーを1本使い切っても匂いは強くなるばかりですよね．

　　感染症においてもそれは一緒です．悪臭のもと（感染源）を処理せずに，消臭剤（抗菌薬）だけで戦っていてもじりじりとやられてしまいます．本稿では敗血症診療において近年重要性が強調されている感染源のコントロールについて，"どのような感染症に対してどれくらい急がなくてはいけないのか"を中心に概説していきます．

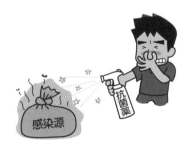

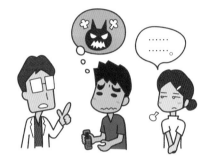
## 1　処置できる感染源を探しにいこう

　敗血症診療の初期対応において最も大切な2本の柱が，① 臓器灌流の正常化，② 感染症
の治療であることはいうまでもありません．しかし往々にして私たちは血圧を上げて，抗
菌薬投与を行うと，それだけで満足してしまい，感染源への介入，処置への意識がおろそ
かになってしまうことがあります．

　敗血症にまで至った感染症は身体へのダメージが大きく，その予後は敗血症単独でも死
亡率は10％以上となり，敗血症性ショックに至ればその死亡率は40％以上になるとの報
告もあるほどです[1]．

　その感染源が単純性尿路感染症や蜂窩織炎のように抗菌薬以外の介入が困難なものであ
れば全身管理と抗菌薬投与を継続して行う"しか"ないのですが，もし冒頭の例えの"悪
臭のもと"のような除去できる感染源があれば，そこへの介入は形勢逆転のきっかけにな
るかもしれません．日本版敗血症診療ガイドラインでも「敗血症で重要な早期治療の中で
も感染源のコントロールは初期治療の礎をなす」と明記されており[2]，私たちは診療のな
かで，介入できる感染源がないか積極的に探さなくてはいけません．

## 2 感染源のコントロールが必要な感染症とは？

> **ここがポイント**
> 『詰まる』『人工物』『壊死や膿瘍』が関係する感染症では感染源コントロールが必要．

　感染源のコントロールが必要な感染症は，一般的に抗菌薬単独での治療効果が出にくい傾向があります．それには理由があり，大きく① 流れが詰まり，よどんでいる，② 原因微生物の巣がある，③ 感染源に血流が乏しい，の3つに分かれます（表1）．

　①の代表は閉塞性腎盂腎炎や閉塞性化膿性胆管炎です．本来なら尿や胆汁が流れている管が詰まりよどんだ結果，そこで細菌が繁殖しやすくなります．詰まって拡張した管の中には抗菌薬が届きにくく，難治性となるのです．介入の目的はステント挿入やドレナージなどで閉塞を解除し，感染している尿や胆汁などを外に出して流れを取り戻すことになります．

　②は体内に人工物や消化管穿孔部位，心臓弁など菌がとどまりやすい巣があるため，抗菌薬を投与しても，その巣が残っている限り治りにくい感染症です．カテーテル感染症や下部消化管穿孔などがそれらにあたります．介入の目的は人工物であればそれを除去し，穿孔部位や感染弁の手術等の処置を行って巣を取り除くことになります．

　③は抗菌薬が主に血流を介して組織に運ばれ効果を発揮することに関連しています．壊死組織からの感染や膿瘍感染などでは感染巣内部に血流が乏しく，抗菌薬が十分に届かず効果を発揮することができません．壊死性筋膜炎やフルニエ壊疽などが該当し，介入の手段は壊死組織であれば十分なデブリードメントを行い，膿瘍であれば穿刺等で排膿を行うことになります．

## 3 どれくらい介入を急がなくてはいけないのか？

> **ここがポイント**
> 状態が悪ければ悪いほど介入は急いで行うべし！

**表1** 感染源のコントロールが必要な疾患と行うべき処置

| 感染の病態 | 流れが詰まる・よどむ | 原因微生物の巣がある | 血流が乏しい（壊死や膿瘍） |
|---|---|---|---|
| 代表的な疾患 | 閉塞性腎盂腎炎 閉塞性化膿性胆管炎など | カテーテル感染症，人工関節感染，感染性心内膜炎，消化管穿孔，デバイス感染など | 壊死性筋膜炎，壊死性膵炎，フルニエ壊疽，肺膿瘍，硬膜外膿瘍など |
| 行うべき処置 | ドレナージ等による閉塞解除 | 人工物の除去 手術等による感染巣の処置 | 壊死組織のデブリードメント 排膿処置 |

※感染性心内膜炎，壊死性膵炎など一部の疾患は患者の状態に応じて処置の必要度や緊急度が異なる．

「感染源への早期介入が重要なのはわかったが，処置自体にも侵襲を伴う．状態が不安定なのであれば，まずは抗菌薬投与を行い，状態が改善した後で安全に処置を行ったほうがよいのではないか」という意見もよく聞きます．しかし，上述のように『詰まる』『人工物』『壊死や膿瘍』が関与する感染症では，例え適切な全身管理と抗菌薬投与を行っても，感染源コントロールをしなければよくなる保証がありません．敗血症はそれ自体で前述のように死亡率も高く，いわばすでに"形勢不利"なのです．そこから戦況をひっくり返すには，介入できるのであればできるだけ早く感染源に直接介入して除去するしかありません．

　SSCG（Surviving Sepsis Campaign Guideline）では，感染源への介入までの目標時間を6〜12時間と記載していますが，それは「6〜12時間は待てる」という意味ではありません．「医学的または人的・物的に可能な限り早く必要な感染源コントロールの治療介入を行う」ことが最良の治療として推奨されており，可及的すみやかに介入を行う重要性を強調していることがわかります[3]．処置による身体への侵襲も懸念されますが，胆管炎での敗血症性ショック患者に限った研究でも，ショック発症から12時間以上の胆道減圧処置の遅延は独立した生命予後不良因子とされています[4]．また消化管穿孔や壊死性筋膜炎では，感染源へのアプローチ方法が全身麻酔を要する高侵襲な処置となりますが，早期の介入が生命予後を改善することが複数の研究で報告されており，状態が悪くても躊躇してはいけません[5〜7]．

　つまり，重症だから抗菌薬で状態の改善を待つ，のではなく"**重症だからこそ処置を急ぐ**"ことが大事なのです．

## 4 専門医へのコンサルトのコツと心得

 **ここがポイント**
・処置の依頼を濁さずはっきりと伝える！
・処置する専門医をサポートすべし！

### 1）コンサルトに大事な"2W1H"と少しの気遣い（表2）

　その場にいない専門医の先生への電話でのコンサルトは難しいものです．救急外来での緊迫感は電話では伝わりませんし，かといって慌てて早口で大量にまくし立てると必要な情報が何なのかうまく伝わりません．そんなときのコツは，相手の集中力が切れていない電話のはじめに「誰が（Who），どんな状態で（How），何をしてほしいのか（What）」を短く明瞭に伝えることです．ほかの細かい情報はその後，補足として加えれば問題ありません．

　このなかで一番大事なのは"What"です．入院の許可をもらいたいのか，電話で相談をしたいのか，来院して処置をしてもらいたいのか，など最初に自分の意見と要求を具体的に言うことで，電話先の専門医も何が求められているのか理解でき，その後の話も聞きや

**表2** コンサルトで大事な2W1H＋少しの気遣い

| | 例 |
|---|---|
| **Who：**<br>年齢や大事な既往歴，ADLなどを含めた患者さんの情報 | ・92歳と高齢だが自分で畑を管理している元気な男性<br>・高血圧，脂質異常症，糖尿病と3拍子そろった既往のある48歳男性 |
| **How：**<br>どのような症状で来院し，どういう状態かの簡単な説明 | ・夜間に転倒し左股関節痛で救急搬送されたためX線を撮ったが，大腿骨頸部骨折ははっきりしない．疼痛は強くて全く動けない<br>・胸痛で来院し心電図上 $V_1$〜$V_4$ のST上昇がある．血圧は落ち着いており不整脈もない |
| **What：**<br>専門医に何をしてほしいのか具体的な希望 | ・疼痛が強いため入院の許可がほしい．また追加で必要な検査があるか伺いたい<br>・カテーテル処置の対応と思われるためすぐに来院いただきたい |
| **少しの気遣い：**<br>緊急の相談に対応してくれる相手への敬意 | ・お休みのところ申し訳ありません．<br>・夜分遅くに失礼します． |

すくなります．自分の意見を明確にすることにためらいがある方もいるとは思いますが，患者さんのために正しいと思えることであれば現場にいる医師として腹をくくって伝えてみましょう．

とはいえ専門医の先生にとってみれば，やっと仕事が終わってくつろいでいるときに病院から相談の電話がかかってくるのはうれしいことであるはずがありません．コンサルトの冒頭に相手への気遣いの言葉があれば相手も受け入れやすいかもしれませんね．これ，ちょっとしたことですが実は大事なコンサルトのコツです．

●今回の症例に対するコンサルトの例
- ・夜分遅くに失礼します．←【コンサルトの相手に対する気遣い】
- ・結石性腎盂腎炎による敗血症性ショックの高齢女性に対する緊急ドレナージのお願いで電話いたしました．←【What：専門医に何をしてほしいのか具体的な希望】
- ・患者さんは独居ですがADLは自立している88歳女性です．←【Who：年齢や大事な既往歴，ADLなどを含めた患者さんの情報】
- ・体動困難で搬送されたのですが，発熱と血圧低下があり，CTで尿管結石が確認されたことから結石性腎盂腎炎による敗血症性ショックと考えています．補液と血管作動薬投与で血圧は上昇してきてはいるのですが，まだ安定しているとはいえない状態です．←【How：どのような症状で来院し，どういう状態かの簡単な説明】
- ・救命のためには感染源へのアプローチが必要と考えており，今から来院いただき緊急ドレナージをお願いします．←【最後に大事なWhatをくり返して話をまとめる】

## 2）孤独に戦う専門医に愛の手を！

そして実は時間外に呼ばれた専門医は孤独なのです．救急外来に呼ばれると状態の悪そうな患者さんがいて，待ち構えていた当直医に簡単に説明された後，仕事は終わったとば

かりに背中を向けられる．それから1人で患者さんの状態を把握して家族に説明して処置をして…となると嫌気がさしてくるのも当たり前です．重症患者に1人で対応するのはなかなか難しく，侵襲を伴う処置の途中では状態変化も起きやすくなります．重症患者の対応は病院全体の仕事ととらえ，処置を依頼するのであれば処置中のバイタルサイン監視や，その後のICU入室調整など，できるだけ専門医の負担を減らせるようサポートしましょう．

　このように，わかりやすいコンサルトやその後のサポートを心掛けることは，専門医の先生との信頼関係を向上させ，連携がスムーズになることで，患者さんの利益につながります．とはいえ，電話の相手がイライラしていたりすると，こちらも慌てますよね．話す内容をメモに書いて，頭のなかを整理しておくと，緊張が和らぎますよ．

### 症例のつづき

22：15　この状態には緊急ドレナージが必要と判断して，オンコールの泌尿器科医師に状況と経過を電話で説明し，即時の来院と処置を依頼した．来院した泌尿器科医師は処置による侵襲を懸念し明日の朝までの経過観察を希望したが，緊急処置の必要性を説明し，処置中の状態変化に対応するために研修医をつけながら緊急ドレナージ術を行うこととなった．幸い状態悪化が起こることなく処置は終了し，尿管ステント（S-Jカテーテル）が無事留置され膿尿の排液を得た．

23：00　患者は処置後ICUに入室となった．

\* 　　　 \* 　　　 \*

研修医「ふ～．処置の間は血圧が下がらないかひやひやしましたよ」

上級医「ということは処置も管理も1人でしようとすると，もっとひやひやするってことだね．さて，患者さんの状態は血圧だけで安定したっていえるんだっけ．ICUへ急ごうか」

To be continued…

### 引用文献

1）Singer M, et al：The Third International Consensus Definitions for Sepsis and Septic Shock (Sepsis-3). JAMA, 315：801-810, 2016（PMID：26903338）

2）「日本版敗血症診療ガイドライン2020」（日本版敗血症診療ガイドライン2020特別委員会/編），日本集中治療医学会，2021
https://www.jsicm.org/pdf/jjsicm28Suppl.pdf

3）Evans L, et al：Surviving sepsis campaign：international guidelines for management of sepsis and septic shock 2021. Intensive Care Med：doi：10.1007/s00134-021-06506-y, 2021（PMID：34599691）

4）Karvellas CJ, et al：The impact of delayed biliary decompression and anti-microbial therapy in 260 patients with cholangitis-associated septic shock. Aliment Pharmacol Ther, 44：755-766, 2016（PMID：27506331）

5）Azuhata T, et al：Time from admission to initiation of surgery for source control is a critical determinant of survival in patients with gastrointestinal perforation with associated septic shock. Crit Care, 18：R87, 2014（PMID：24886954）

6）Nawijn F, et al：Time is of the essence when treating necrotizing soft tissue infections：a systematic review and meta-analysis. World J Emerg Surg, 15：4, 2020（PMID：31921330）

7）Gelbard RB, et al：Optimal timing of initial debridement for necrotizing soft tissue infection：A Practice Management Guideline from the Eastern Association for the Surgery of Trauma. J Trauma Acute Care Surg, 85：208-214, 2018（PMID：29485428）

**Profile**

加藤之紀（Yukinori Kato）
医療法人EMS 植田救急クリニック
学ぶ姿勢の維持の難しさを最近常々感じています．できるだけ下手に出て，若い世代から知識を手軽に吸収するのが今年のモットーです！

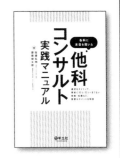

# 7. ICUでの循環管理

松本丈雄

①ショック治療の基本は，❶ 臓器灌流圧（≒平均血圧）を維持する，❷ 酸素供給量を増やす，❸ 酸素需要を減らす

②酸素供給量を規定する因子を分解すれば，ショックの治療がわかる！

③輸液負荷するかどうかは，"フェーズと害"，"必要性と反応性"で決める！

## 症例（前稿のつづき）

　結石性腎盂腎炎による敗血症性ショックと診断され，計2Lの輸液，ノルアドレナリン（現在0.2 μg/kg/分），メロペネムを投与されている88歳女性．体重40 kg.

**来院時の静脈血液ガス分析**：pH 7.40, $PaCO_2$ 28.4 Torr, $HCO_3^-$ 17.0 mEq/L, Lac 4.0 mmol/L

23：00　泌尿器科医により尿管ステント留置後，ICUに入室した．

**入室時のバイタルサイン**：GCS 11（E3V3M5），血圧110/50 mmHg（平均血圧70 mmHg），心拍数110回/分，呼吸数30回/分，$SpO_2$ 98％（$O_2$ 3 L），体温38.5℃，尿量20 mL/2時間，両大腿部に網状皮斑あり．

**動脈血液ガス分析**：pH 7.27, $PaCO_2$ 36.0 Torr, $PaO_2$ 70.0 Torr, $HCO_3^-$ 16.0 mEq/L, Lac 4.2 mmol/L, $SaO_2$ 98％, Hb 10.1g/dL.

＊　　　＊　　　＊

研修医「やっとICUに入室できました．血圧もいい感じですし，このまま何事もなく朝を迎えられますかね」

上級医「待て待て．救急外来ではまず，ショックを認識して，平均血圧＞65 mmHgを保つことを目標にしてきたね．けど，血圧が保たれていればショックではないといえた？」

# はじめに

初期輸液も十分に行い，血管収縮薬で平均血圧も維持できた！ 抗菌薬投与も救急外来で開始して，感染源コントロールもばっちり！ だけど患者さんの状態がイマイチよくならない…. この患者さんはまだショックなのでしょうか…?

# 1 この患者はまだショックか?

ざっくりいうとショックとは，「臓器・細胞において酸素の需要と供給のバランスが崩れたヤバイ状態」です. 残念ながら組織の酸素化を直接測定できる方法はないので，そのほかの測定可能な項目で代用します. よく使われる酸素需給バランスの指標には，「3つの窓」〔「1. 敗血症とショックに気づく」（pp.2076 〜 2084）参照〕のほかに，乳酸値があります.

乳酸は嫌気性代謝が行われた結果産生されます. つまり好気性代謝が行えない≒全身への酸素供給が足りないことを表します. 2 mmol/L※以上でちょいヤバ，4 mmol/L以上では非常にヤバい状況と認識してください[1].

ほかにも，組織低酸素の指標として，$SvO_2$/$ScvO_2$や$CO_2$ギャップなどもあります. 詳しくは成書を参照してください.

ショックと判断したら，原因疾患の診断・治療と同時並行で，次の3ステップで安定化をめざしましょう. ① 臓器灌流圧（≒平均血圧)を維持する，② 酸素供給量を増やす，③ 酸素需要を減らす，これがショック治療の三本柱です（図1).

## ● ショック治療の三本柱　その① 〜臓器灌流圧を維持する〜

臓器へ血液が流れるためには"圧力"が必要です. 臓器灌流を規定するのは収縮期血圧でも拡張期血圧でもなく平均血圧なのでした. 臓器灌流圧を規定する要素は以下のようになります.

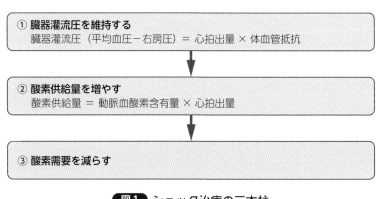

**図1** ショック治療の三本柱

① 臓器灌流圧を維持する
　臓器灌流圧（平均血圧−右房圧）＝ 心拍出量 × 体血管抵抗

② 酸素供給量を増やす
　酸素供給量 ＝ 動脈血酸素含有量 × 心拍出量

③ 酸素需要を減らす

※ mg/dLの単位で結果が出る施設もありますが，mmol/Lを9倍すればmg/dLに換算できます.

> 臓器灌流圧（平均血圧−右房圧）＝ 心拍出量 × 体血管抵抗

　上記の式から，臓器灌流圧を上げるためには，心拍出量を増やすか，体血管抵抗を上げる必要があるということがわかると思います．

　敗血症性ショックの初期治療では，臓器灌流圧を維持することが最初の目標です．救急外来で投与した初期輸液は心拍出量を増やすため，ノルアドレナリンやバソプレシンといった血管収縮薬は，体血管抵抗を上げるために使用したのですね〔「2．救急外来での循環管理」（pp.2085 〜 2094）参照〕．

### 症例のつづき①

**研修医**「ショックとは低血圧ではなく，酸素需給バランスの不均衡でした．そういわれるとこの患者さんは，乳酸値も高いままで，『3つの窓』も皮膚所見，意識，尿量，すべてよくなっていませんね」

**上級医**「そう，とてもショックを脱しきれたとはいえないね．それだけじゃなく，酸素化・換気も悪化しているよ．今夜は長い夜になりそうだね」

　この症例では三本柱の「① 臓器灌流圧の維持」はできていそうなので，次に「② 酸素供給量を増やす」必要があります．

## 2　ショックを脱しきれないときにどうするか？

### 1）ショック治療の三本柱　その② 〜酸素供給量を増やす〜

　酸素は心臓が血液を送り出すことで全身の臓器へ運ばれます．つまり組織への酸素供給は血液中の酸素を心臓がどれだけ送りだすかで表すことができます．式で表すと以下のようになります．

> 酸素供給量 ＝ 動脈血酸素含有量 × 心拍出量（図2）

　上の式からわかるように，酸素供給量を増やすためには，動脈血酸素含有量を増やすか，心拍出量を上げる必要があります．それぞれを上げるためのマネジメントについて，詳しくみていきましょう．

#### ❶ 動脈血酸素含有量を増やすには？：ヘモグロビンと$SaO_2$

　ほとんどの酸素は血中でヘモグロビンと結合しており，ヘモグロビンがどれだけ酸素と結合しているかの割合が動脈血酸素飽和度：$SaO_2$（%）です．つまりヘモグロビンと$SaO_2$が上昇すれば動脈血酸素含有量は上昇します．$SaO_2$は$SpO_2$で代替できます．

　近年，重症患者でも輸血は制限可能とする報告が増えており，敗血症性ショックでも輸血閾値はヘモグロビン＜ 7.0 mg/dL でよいとされています[2]．ただし活動性出血や心筋虚

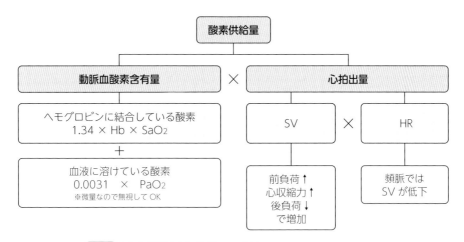

**図2** 酸素供給量を分解して考える

酸素供給量＝動脈血酸素含有量×心拍出量.
ヘモグロビン・SaO2・心拍出量が増えれば酸素供給量が増える.
SV：stroke volume（1回拍出量），HR：heart rate（心拍数）

血，重篤な低酸素血症の場合はこの限りではありません．不必要に輸血しないことも大切ですが，酸素需給バランスを整えることが最優先です．

なお，血液中に溶けている酸素は$0.0031 \times PaO_2$と，ヘモグロビンに結合している酸素と比べるとごくごく微量です．必要以上に$PaO_2$を高くしても意味はないので，$SaO_2$（$SpO_2$）は92〜96％程度で管理します．

### 症例のつづき②

研修医「輸血を要するような貧血はないし，$SaO_2$も維持されています」

上級医「そうだね．動脈血酸素含有量は血液ガス分析ですぐにわかるから，判断に迷うことは少ないよね．今回の患者さんで酸素供給量を増やすためには，心拍出量を上げなければならないけど，どうしたらいいと思う？」

研修医「まだ輸液すべきなんでしょうか…？ 呼吸も悪くなっていますけど」

上級医「心拍出量を上げるために，輸液すべきか，強心薬を使うべきか，この判断が難しいんだよ」

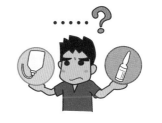

### ❷ 心拍出量を増やすには？：1回拍出量を増やせるかが肝心

心拍出量は1回拍出量と心拍数によって規定されます．これらが上昇すれば心拍出量は上昇します．

徐脈になると，心拍出量はもちろん低下します．頻脈になると心拍出量がどんどん上がるかというと，そうではありません．心拍数が上昇していくと，拡張時間がとれなくなって1回拍出量がだんだん低下していくので，だいたい心拍数80〜140回/分あたりをピークに，心拍出量は減少します[3]．拡張障害があると，さらに心拍出量が低下しやすくなる

ので，心不全患者では頻脈に注意しましょう．

簡単にモニタリングできるのはヘモグロビン，動脈血酸素飽和度，心拍数ですが，これらを上げて酸素供給量を増やそうと思っても上限があります．結局，1回拍出量を増やせるかどうかに懸かっているのです．

1回拍出量は前負荷を上げる，心収縮力を上げる，後負荷を下げることで増加します．これらをどう調整して1回拍出量を増やすか？がショック治療のキモとなります．血圧が低下したショック患者で，血管拡張薬を使用し後負荷を下げることはほとんどないので，輸液で前負荷を上げるか，強心薬で心収縮力を上げるか，の判断を迫られます．あなたなら，どう判断しますか？

### ① 前負荷を上げる

前負荷を上げるには輸液負荷が必要です．しかし，過剰な輸液は組織の浮腫や臓器のうっ血をきたし，害となりえます．「眼の前の患者さんに輸液負荷すべきかどうか？」という誰しもが出会う宿命の疑問を，輸液の「目的」および「必要性」と「反応性」で考えていきます．

### a) いつ輸液負荷を検討するか？ ～輸液必要性について～

来院直後の低血圧状態のときはどうでしょう？もちろん輸液負荷しますよね．入院中の患者さんの尿量が低下したり，乳酸値が上昇するなど組織の低酸素所見があるときはどうでしょうか？この場合も輸液負荷を検討すると思います．では一方，血圧低下も組織低酸素の所見もない患者さんのエコーで，「下大静脈（IVC）が虚脱しているので輸液します」という研修医もいますが，本当に必要でしょうか？

輸液負荷の目的を思い出してください．目的はIVCを拡張させることではなく，「ショックを是正するために，前負荷を上げて1回拍出量を増やす」ことでした．つまり，輸液負荷を考慮するのは，ショックを疑う所見があるときです．具体的には臓器灌流圧（≒平均血圧）の低下があるとき，「3つの窓」に異常があるとき，組織の低酸素所見があるとき（$SvO_2$低下や乳酸値上昇）が，輸液負荷を検討するトリガーとなります．この考え方を輸液必要性といいます．

---

**【コラム】輸液負荷と維持輸液との違い**

一般病棟で，経口摂取できない，下痢をしている，などの理由で放っておくと脱水になってしまう患者さんに，最低限の水分や電解質・糖分を投与するために行うのが，維持輸液です．ここで解説している心拍出量を増やすための輸液負荷とは，目的が違うので注意してください．

---

### b) どんなときに輸液負荷は有効か？ ～輸液反応性について～

Frank-Starlingの曲線を思い出してみましょう（図3）．心筋はゴムのような特性があり，前負荷が増えればその分1回拍出量は上昇します．しかし，曲線のどの点にいるかによってその上昇の幅は異なります．前負荷上昇によって1回拍出量が上がりやすい，つまり曲線の上行脚にいるときを，輸液反応性ありといいます．

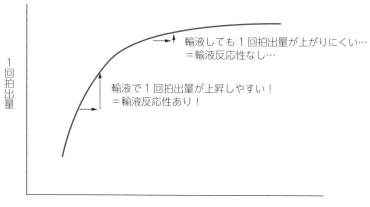

1
回
拍
出
量

輸液しても1回拍出量が上がりにくい…
＝輸液反応性なし…

輸液で1回拍出量が上昇しやすい！
＝輸液反応性あり！

左室前負荷

**図3** Frank-Starlingの曲線と輸液反応性
文献1より作成.

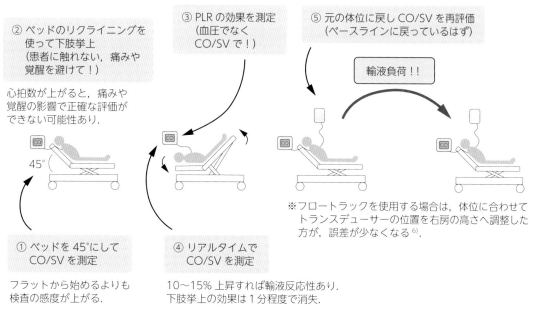

② ベッドのリクライニングを
使って下肢挙上
（患者に触れない，痛みや
覚醒を避けて！）

心拍数が上がると，痛みや
覚醒の影響で正確な評価が
できない可能性あり.

③ PLRの効果を測定
（血圧でなく
CO/SVで！）

⑤ 元の体位に戻しCO/SVを再評価
（ベースラインに戻っているはず）

輸液負荷！！

45°

※フロートラックを使用する場合は，体位に合わせて
トランスデューサーの位置を右房の高さへ調整した
方が，誤差が少なくなる6).

① ベッドを45°にして
CO/SVを測定

フラットから始めるよりも
検査の感度が上がる.

④ リアルタイムで
CO/SVを測定

10〜15％上昇すれば輸液反応性あり.
下肢挙上の効果は1分程度で消失.

**図4** PLRの手順
文献5より引用.
CO：心拍出量，SV：1回拍出量

　輸液反応性を評価するためには，下肢挙上や輸液チャレンジによって前負荷を増やした
り，呼吸による前負荷の変動によって，1回拍出量が変化するかを測定します．1回拍出量
の測定にはエコーでVTI（velocity-time integral）を測定したり，フロートラックセンサー
（エドワーズライフサイエンス）を用いたりします[4]．輸液反応性の評価において，現時点
で一番使いやすいのが受動的下肢挙上（passive leg raising：PLR）[5]でしょう（図4）．ただ
足をあげればよいわけでなく，手順がやや煩雑なので，覚えておきましょう．

最も重要な輸液のコンセプトは，輸液必要性（＝ショックを疑う状況）があり，かつ輸液反応性もあるならば，ボーラス輸液を行うということです．ボーラス輸液とは，250〜500 mLの輸液を15〜30分程度で投与することです．それ以外は維持輸液として，必要最低限の水分を投与すればOKです．

　100 mL/時の輸液速度を120 mL/時に上げても，輸液反応性の評価はできませんよね．輸液療法はメリハリが大事です．その方が，輸液量を最小限に抑えることができます．

## c) いつまで輸液負荷すべきか？ 〜輸液のフェーズを意識して〜

　皆さん輸液するときにいつも輸液反応性の評価をしていますか？ 実際は面倒くさいですよね．輸液反応性を評価すべきかどうか，これは患者さんがどのフェーズにいるのかによって変わります．

　急性期患者への輸液はRescue，Optimization，Stabilization，De-escalationの4つのフェーズに分けられるという考え方があります（図5）[7]．

● Rescue：文字通り "危機的状況からの離脱" が必要なフェーズです．輸液反応性を評価して…なんて悠長なことをやっている場合ではなく，**臓器灌流圧を維持する**ために，ガンガン輸液を投与する必要があります．敗血症においては30 mL/kgの晶質液投与が1つの指標です．同時並行で感染源の特定や培養検体の採取，抗菌薬治療もしつつ，合間に循環動態を再評価し，平均血圧 ≧ 65 mmHgを達成できなければ，輸液の追加や血管収縮薬（ノルアドレナリン）の開始を判断します．

● Optimization："血圧は安定して見えるけれどまだショック" 状態です．**酸素需給バランスを適正化**し，ショックを離脱することが目標です．このフェーズではボーラス投与しつづけることはやめ，輸液は1〜2 mL/kg/時の維持投与に減量します．ベッドサイドに張りつく必要はなくなり，カルテを書いたり指示を出したりしながら，バイタルサイン，尿量，血液ガスをこまめにチェックします．輸液必要性（ショックを疑う所見）があれば，輸液反応性を評価し，輸液反応性があれば250〜500 mLのボーラス輸液を適宜追加します．

● Stabilization："大分落ち着いてきた" 状態です．このフェーズではショックを離脱し，カテコラミンも減量していけるような時期です．最小限の維持輸液のみで安定するはずで，逆にこの時期でも輸液負荷が必要なときは，何かしらよくないイベントが起こっている可能性を考えてください．尿量が増えてきたら，「勝ったッ！」と思ってよいでしょう．

● De-escalation："水引き" の段階です．これまでの輸液で体にたまった水分を，利尿薬などで排出してあげましょう．

　結構手間がかかる輸液反応性の評価は，毎回行う必要があるわけではなく，Optimizationフェーズのときや輸液の害が気になるとき（すでに胸水が溜まっていて呼吸状態が悪い，全身の浮腫が強い，肝臓や腎臓など臓器のうっ血がありそう）に行います．

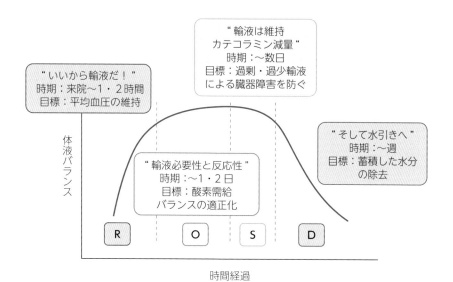

**図5**　輸液の4つのフェーズ

それぞれの時期ごとに輸液の目標は異なる！

R：Rescue，O：Optimization，S：Stabilization，D：De-escalation

文献7を参考に作成．

🔋 **ここがポイント**
- ① 輸液必要性（＝ショックを疑う所見）が輸液負荷のトリガー
- ② Optimizationフェーズのときや輸液の害が心配なときは，輸液反応性を評価
- ③ 輸液反応性がある（＝輸液で1回拍出量が上がる）なら，ボーラス輸液！
- ④ それ以外は維持輸液（必要最低限の水分）！

### ② 心収縮力を上げる

　循環不全はあるけれど輸液反応性がないと判断された場合は，心収縮力を上げて心拍出量を増やすことにトライします．具体的には強心薬であるドブタミンを2〜5 µg/kg/時で開始し，心拍出量や乳酸値をモニタリングしましょう．頻脈性不整脈や血管拡張作用による血圧低下には注意が必要です．

## 2）ショック治療の三本柱　その③　〜酸素需要を減らす〜

　酸素供給を上げてもショックが改善しないなら，酸素需要を下げる努力が必要です．酸素需要を上げる因子としては頻呼吸，発熱，興奮などがあります．例えば呼吸筋は，安静時は全体の酸素消費量の1〜3％を占めますが，呼吸不全やショックのときには20％程度まで上昇するといわれています[8]．酸素需給バランスが崩れているときは鎮静・人工呼吸で患者さんの呼吸仕事量の軽減を図るのも1つの選択肢となります．

## おわりに

　　重症患者の輸液戦略は悩むことが多く，自分も試行錯誤しながら日々戦っています．本稿を読んだ研修医の先生が，重症患者の管理について興味をもってくれれば幸いです．

### 引用文献

1）「ICUブック 第4版」（Marino PL/著，稲田英一/監訳），メディカル・サイエンス・インターナショナル，2015
　　↑重症患者管理の基本が丁寧に解説されていて，集中治療を学びたい方必読です．読んでいると筆者の熱い気持ちが伝わってきます．

2）「日本版敗血症診療ガイドライン2020」（日本版敗血症診療ガイドライン2020特別委員会/編），日本集中治療医学会，2021
　　https://www.jsicm.org/pdf/jjsicm28Suppl.pdf
　　↑アプリ版もありスマホに入れておくと何かと便利です．

3）Stewart JM, et al：When Sinus Tachycardia Becomes Too Much：Negative Effects of Excessive Upright Tachycardia on Cardiac Output in Vasovagal Syncope, Postural Tachycardia Syndrome, and Inappropriate Sinus Tachycardia. Circ Arrhythm Electrophysiol, 13：e007744, 2020（PMID：31941353）

4）「明日のアクションが変わる ICU輸液力の法則」（川上大裕/著），中外医学社，2019
　　↑これまでと輸液の考え方が変わります．目から鱗が止まりませんでした．

5）Monnet X & Teboul JL：Passive leg raising：five rules, not a drop of fluid! Crit Care, 19：18, 2015（PMID：25658678）
　　↑PLRについて詳細に解説されています．

6）Ito J, et al：The Effect of Changing Arterial Transducer Position on Stroke Volume Measurements Using FloTrac System Version 4.0：A Pilot Experimental Study. Crit Care Explor, 3：e0465, 2021（PMID：34151286）
　　↑フロートラックのトランスデューサーの位置によるCOの変動を検証した論文．

7）Hoste EA, et al：Four phases of intravenous fluid therapy：a conceptual model. Br J Anaesth, 113：740-747, 2014（PMID：25204700）
　　↑輸液の4つのフェーズと具体的なマネジメントについて説明してあります．

8）Manthous CA, et al：The effect of mechanical ventilation on oxygen consumption in critically ill patients. Am J Respir Crit Care Med, 151：210-214, 1995（PMID：7812556）
　　↑呼吸筋の酸素消費について検証した論文．

**Profile**

**松本丈雄**（Takeo Matsumoto）

広島大学大学院医系科学研究科 救急集中治療医学／市立三次中央病院 救急科
広島県で救急・集中治療を頑張っています！この本が出る頃には，1人中山間地で救急部門を立ち上げているはず…！どんな場所でも学びを忘れず頑張っていきたいです！救急集中治療に興味のある方はぜひ一度広島へお越しください．

# 8. 病状説明における意思決定

髙場章宏

① 集中治療も緩和ケアも，患者さんのために「できることはすべて行う」！
② 正解のない意思決定では，価値観を大切に！
③ コミュニケーションは学ぶことのできるスキル．難しさを感じるのには，ちゃんと理由がある

## はじめに

誰しもが逃げたい！「重い話」を進めるための，考え方・プロセスを解説します．

### 症例（前稿のつづき）

結石性腎盂腎炎による敗血症性ショックでICUに入院した88歳女性．
0：00　ショックが持続，代謝性アシドーシスも進行し，人工呼吸や腎代替療法が必要そうな状況となった．本人は意思決定できそうにない．
　　　　遠方に住んでいる長男がようやく来院した．

＊　　　＊　　　＊

研修医「長男さんは，先ほど電話で来院してもらうよう伝えた際に，『今まで元気だったので，延命治療の話はしたことがないです．できることは何でもしてください！ お願いします！』と言っていました」
上級医「アドバンス・ケア・プランニングはしてないんだね．先生ならどう説明する？」
研修医「家族がすべてやってほしいと言っている以上，人工呼吸，腎代替療法…全部行うべきなのでしょうか．高齢で，もともと腎機能も悪いのに…．こんなことなら，元気なうちに話し合っといてほしかった！」
上級医「まあまあ．普段の病状説明と違って難しく感じるのは何でだと思う？ それがわかれば，話の進め方のポイントが見えてくるよ」

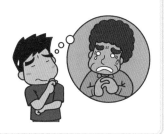

# 1 治療方針に迷ったら…目標 (goal) から考える

## 1) アドバンス・ケア・プランニングの限界

2030〜2035年にかけて，日本の年間死亡者数は今より30％近く増加し，紛れもない多死社会となります．多くの方が人生の最終段階を迎えますが，最期に重要な物事を自分で決められなくなる人は，どれだけいると思いますか？

終末期においては約70％もの人が意思決定不可能になるといわれています[1]．そうなると，家族・親族と，医療者で相談して，最期の治療やケアについて決めなければならないわけですが，本人が望まない医療を受けてしまう可能性があるだけでなく，家族・親族にとっても，愛する人の最期における意思決定を代行することは，かなりの心理的負担となります．

このため，日本でも広まりつつあるのが，アドバンス・ケア・プランニング（ACP）です．ACPとは，将来のケアに関する希望について，家族や医療・福祉関係者がともに話し合っていくプロセスのことです（何が大切かを話し合うことが重要で，事前指示書をつくることが目的ではありません）．この症例でも，事前に話し合っておいてくれればよかったのに，と思いませんか？

私も，ACPがもっと広まってほしいと思っています．しかし，がんなどの慢性疾患であれば話し合うきっかけをつくりやすいですが，元気だった方が脳卒中や急性心筋梗塞，敗血症などの急性疾患により，濃厚な医療が必要になった場合は，ACPが行われていないことが多いです．ACPをしていても，いざ病気が悪くなって状況が変わると，患者さんや家族の気持ちが変わることもあります．また，認知症などですでに意思決定できない方には，ACPは不可能です．

ACPも万能薬ではありません．患者さん本人が決められない場合の意思決定は，超高齢社会・多死社会における医療者の重要な仕事だと思います．

あなたなら，どう説明し，どのような方針にしますか？

## 2) 「できることは全部やってください」

この言葉にネガティブな感情を抱く医療者は，少なくないと思います．でも，これって家族にとっては当然の願いですよね．

「できること」と言われると，医療者の頭にはいろいろな処置が思い浮かびます．このように「できること」＝「選択肢にあがる処置」と捉えると，「胸骨圧迫はしますか？ 人工呼吸は？ 透析は？ ECMOは？」というように，一つひとつの侵襲的な処置を「する・しない」という選択になってしまいがちです．私も昔，ICUに入室するときは，侵襲的な処置について「する・しない」のリストをつくって，確認していたことがあります．けれど，医療知識のない方に全部の処置のリスク・ベネフィットを説明するのは現実的ではありません．

そもそも，家族が言う「できること」は，「その患者さんのためにすべきこと」のはずです．そう捉えれば，「できることは全部やる」のは，医療者にとっても当然の仕事になります．

**表**　緩和ケアでも，集中治療でも，患者さんのためにできることはすべて行うのは一緒

| 患者Aさんの目標：<br>10％でも救命の可能性があるなら頑張りたい | 患者Bさんの目標：<br>孫と遊ぶことが生きがいだったけれど…それが叶わないのであれば，苦痛がないことを優先，よい死の過程を提供してほしい |
|---|---|
| 目標達成のために以下を「すべて行う」 | |
| ・抗菌薬投与<br>・中心静脈カテーテル<br>・人工呼吸<br>・透析<br>・除細動<br>・胸骨圧迫 | ・鎮痛薬投与<br>・無駄な採血をしない<br>・身体抑制しない<br>・浮腫や褥瘡を増やす輸液や経腸栄養をしない<br>・なるべく面会制限しない<br>・静かな環境を提供する |

　表のように，緩和ケアでも，集中治療でも，患者さんのためにできることは全部やるのは変わりません．違うのは「目標」です．目標が決まれば，それを達成するためにすべきことは自ずと決まります．

　レストランに行ってワインリストを見ても，ワインの知識がなければ選べないのに似ています．ワインのプロ，ソムリエがいれば，「こんなワインが飲みたい」とリクエストして，決めることができますよね．

　われわれは，医療のプロとして患者さんの目標を達成するために，おすすめの治療・処置を提案することが仕事です．目標が決まっていない状態で，「できることは全部やってください」と言われるから，何をどこまでやるべきかというジレンマに陥り，しんどくなるんですね．

🔧 **ここがポイント**
　　治療方針に迷ったら，処置（procedure）ではなく目標（goal）から考える！目標が決まれば，それを達成するために「できることはすべて行う」！

## 2 リスクと選択肢から，説明のプロセスを考える

　治療方針は目標から決める，と述べましたが，どのように決めればよいでしょうか？
　皆さんは普段，どのように病状説明・方針決定をしていますか？
　例えば，敗血症の患者さんに抗菌薬を投与するときは，「バイキンをやっつける薬を投与します」くらいの説明で，難しさは感じないでしょう．中心静脈カテーテルを挿入するとなると，合併症の可能性などを説明して，同意書にサインをもらいますよね．
　一方，この症例のような重症患者で，気管挿管や透析，手術など患者さんにとってかなりの苦痛を強いる治療をしなければ助からず，さらにそれでよくなる保証もない場合は，非常に困難を抱えると思います．この違いはどこから来るのでしょう．

## 1) リスクが高いなら，informed consent

　　まず重要なのがリスクの評価です．目標を考えるうえで重要なリスクは，予測死亡率や侵襲性，合併症の発生率などです．つまり，その患者さんがどうなる可能性があるか，予後を予測しておくということです．

　　一般的にリスクが高い医療行為を行う場合は，リスクをしっかり説明したうえで，同意をとること（informed consent）が必要になります．

　　私も研修医の頃に，予後について勉強するモチベーションはありませんでしたが，予後予測なしに病状説明に望むのは，海図を持たずに航海に出るようなもの．主治医として患者さん・家族と話し合い，目標を考えるためには，予後予測は必須のスキルです．

　　重要なリスクである予測死亡率は，UpToDate® の各疾患における Prognosis の項目や，重症患者では SOFA や APACHE II などの重症度スコア（MDCalc などのアプリでも計算できます），慢性疾患なら ePrognosis※ などの Web サイトから入手可能です．

## 2) 最善となりうる選択肢が複数あるなら，共有意思決定

　　若い女性の単純性腎盂腎炎など，治療の侵襲性が低く，治癒できる可能性も 100 ％に近いのであれば，当然疾患の治癒を目標にすることでしょう．この場合は最善の選択肢が1つなので，その選択肢について説明し，同意を得ればよいですね．

　　しかし，この症例のような重症患者や，進行がん患者のように，治療の侵襲性が高い場合，治療したとしても死亡したり後遺症が残る可能性が高い場合はどうでしょう．がん患者の目標を，手術＋化学療法で完治をめざすのか，手術のリスクは許容できないけれど生存期間を伸ばすために化学療法を行うのか，はたまた苦痛がないことを最優先として緩和ケアのみ行うのか．許容可能なリスクは人によって違うので，ベストな選択肢も変わってきますよね．このように，選択肢が複数あるものの，国家試験とは違って「正解がない」ことも多いのが実臨床です．「正解を探す」よりも，「これで正解だった」と納得できる意思決定をめざしましょう．

　　納得感を高めるためには，**相手の価値観を汲む**プロセスが重要です．

### ❶ 価値観って何？

　　価値観とは人間が物事を見たり，感じたり，意見を表現したりするときに通すフィルターのようなものです．SNS のコメント欄でも，同じ投稿に対して人によって評価が異なったり，さまざまな意見が生まれるのは，それぞれ違う価値観のフィルターを通して見たり，発言したりするからです．

---

※ ePrognosis：https://eprognosis.ucsf.edu/
　CALCULATOR から予後予測ができます．

### ❷ 共有意思決定アプローチ

　最善となりうる選択肢が複数ある場合は，相手の価値観を汲まなければ，納得できる意思決定は生まれません．そのために提唱されているのが，共有意思決定（shared decision making）アプローチです．

　医師からは予測される予後と，どのような選択肢があるか，患者さん・家族からは医療やケアに対する価値観を，互いに提示・共有します（図）．

### ❸ 価値観ってどうやって聞けばいいの？

　例えば，家族から「延命治療はやめてほしい」と言われたら，どうしますか？ 一口に「延命治療」と言っても，どこからが延命治療にあたるのかは，その人の目標や価値観によって違いますよね．

　まず，「なぜそう思うのですか？」と理由やきっかけを聞いてみましょう．「一度人工呼吸器をつけたら外せないと聞いたから」，「義理の父親が脳卒中で誤嚥性肺炎を起こし，気管切開と胃瘻を受けるのを見て，可哀想だと言っていた」など，物事に対する価値観が形成されるには，何らかのきっかけがあるはずです．

　前者であれば，正しいとはいえない知識に基づいた価値観なので，改めて説明が必要です．後者なら，実体験から形成された価値観であり，体に管が入っている状態を延命治療とイメージしているんだな，ということが共有できます．

　とりわけ医療や死に対する価値観が生まれるきっかけになるのは，身近な人の病気や死，介護の体験が多く，人によってはテレビ番組や映画のこともあります．そのような体験があるか聞いてみると，その人の受けたい医療・ケアに対する価値観が見えてくるかもしれません．

　患者さんが大切に思っていること，受けたい医療，患者さんにとって死ぬよりつらい状況は何か？ といった価値観を共有できれば，価値観に沿ったベストな選択肢を一緒に選びやすくなります．

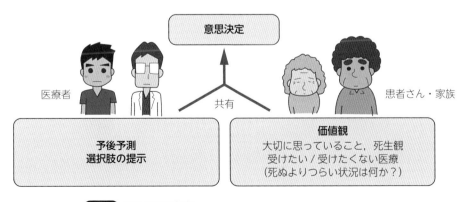

**図　共有意思決定**
「これで正解だった」と納得できる意思決定をするために，
患者さん・家族の価値観を共有し，意思決定を支援する．

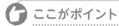 **ここがポイント**

予後予測が重要．リスクが高いなら，十分な説明のうえで同意を得る（informed consent）！

最善となりうる選択肢が複数ある場合，患者さんの価値観を汲んで目標を決める！

---

**症例のつづき①**

敗血症性ショックの一般的な死亡率は20〜40％だが，SOFA，APACHE Ⅱスコアを計算し，この患者さんの予測院内死亡率は50％超と見積もった．しかし，救命できたとしても，慢性腎臓病もあるので維持透析が必要となる可能性もあり，後遺症やQOLまでは予測できなかった．

0：15　長男に，結石性腎盂腎炎による敗血症性ショックであること，非常に重篤な状態で，人工呼吸や腎代替療法などの生命維持装置が必要な状態が差し迫っていることを伝えた．**（問題点の共有）**

研修医「人工呼吸や透析を行うことで敗血症を乗り越えて，元通り元気になってくれたらいいなと思います．しかし一方で，腎不全が進行して透析から離脱できなくなったり，亡くなってしまう可能性も心配しています」（※コラム：Hope for the best, prepare for the worst参照）**（リスク・不確実性の共有）**

研修医「現在救命をめざして治療を行っていますが，人工呼吸や透析という負担をご本人が許容できないのならば，今行っている治療を上限として，苦痛がないことを優先するという選択肢もあります**（選択肢の提示）**．ご本人であればどうしてほしいと言うでしょうか？」

長男　「今まで元気だったので，本人と延命治療なんかの話はしたことがないです．ただ，透析を受けている親戚を見て，私は透析なんて絶対嫌と言っていました」

研修医「なぜそう思ったんでしょう？」**（価値観を聞く）**

長男　「自由な時間がなくなるのが嫌なんだと思います．父の介護が終わってからは，自由を楽しんでいるようでした．けど…本人は何て言うかわかりませんが，やらなければ死んでしまうのなら，家族としてはやってほしいです」

---

## ❸ 決められないとき…

### 1）何が病状説明と意思決定を難しくさせるのか？

「予後予測に基づいて，患者さんの価値観を踏まえて目標を決めましょう」と述べてきましたが，「忙しい救急の現場で，価値観とか聞いてる時間ないわ！」「予後予測なんてやってみないとわからん！」と怒りの声が聞こえてくるようです．その通りで，実際は難しいですよね．

救急の現場で治療方針の決定が困難になるのは，以下の2つが主因だと思います．

① 予後予測が不確実
② 目標が不明確

それぞれについて解説します．

### ❶ 予後予測が不確実

　　診断がつかない，複数の併存疾患がある，などの場合，予後予測が難しくなります．予後が悪いと思っても，治療してみたら意外とよくなったり，その逆もあったりで，治療に対する反応性はやってみないとわからない面もあります．

> 【コラム】Hope for the best, prepare for the worst「最善を期待しつつ，最悪に備える」
> 　「重い話」では，医療者は悪くなったときの話を強調しがちです．患者さん・家族もリスクの方が印象に残るので，リスクを避ける選択をとりがちになります．予後予測が困難な場合は，症例で研修医が言ったように「最善のシナリオを期待しているが，最悪のシナリオも心配している」という態度で臨みましょう．病状説明で使いやすい，便利な言い回しです．

### ❷ 目標が不明確

　　救急外来では時間がないことに加え，患者さんや家族も動揺しており，医療者との信頼関係構築もできていません．このため，初回の面談のみでは医療に対する価値観を組み入れた意思決定は難しいのが実情です．

　　この症例のように予後が不確実だったり，目標が不明確で，治療方針を決められない場合，どうしたらいいでしょうか．

## 2) 意思決定を保留するという選択肢：time-limited trial

　　今回のようなケースでは，time-limited trialという考え方が役に立ちます[2]．試しに一定期間しっかり治療をしてみて，患者さんが改善するのか，悪化するのか，見極める時間を設けることです．急性期医療では，治療に対する反応や回復具合をみることで，時間経過とともに予後の不確実性は低下することが多いです．

　　また，その間に患者さん・家族との話し合いを続け，目標を明確にするための時間を稼ぐこともできます．互いに納得できない意思決定をするくらいなら，焦って決めなくてもいいのです．

　　time-limited trialのコツは，① なるべく明確な期間と効果判定の基準を設定すること，② 緩和ケアも並行して行い，期待した効果が得られない場合や，はじめた治療の苦痛が許容できない場合は，治療を撤退すること，③ 家族との情報共有は欠かさないことです．

　　コストがかかるのではないかという心配もありますが，慎重に実施すれば，不適切な治療を制限し，ICUのコストを抑えるといわれています[2, 3]．

> 🔔 **ここがポイント**
> 　時間がなく不確実性が高い救急現場でも，納得できる意思決定をめざすために，time-limited trialは有効！

症例のつづき②

その後も代謝性アシドーシスは改善しなかった．「維持透析は絶対に嫌」という本人の事前の意思があったものの，現時点では急性腎障害が可逆的かどうかの予測が難しいと考えた．time-limited trial として，数日間人工呼吸・腎代替療法を行い，人工呼吸や透析からの離脱が困難と判断した場合は，治療撤退を検討することにした．

幸い，3日目に腎代替療法は離脱でき，4日目に抜管できた．

## おわりに

私が研修医の頃，病状説明は先輩の背中をみて学ぶものでした．上手い・下手はセンスだと思っていて，コミュ力が高い人に憧れました．しかし，最近は以下に紹介するような医療コミュニケーションの書籍やセミナーも増えたことで，**誰もが学べば上達できる臨床スキル**なのだと感じ，研鑽に励んでいます．

### 引用文献

1）Silveira MJ, et al：Advance directives and outcomes of surrogate decision making before death. N Engl J Med, 362：1211-1218, 2010（PMID：20357283）

2）Vink EE, et al：Time-limited trial of intensive care treatment: an overview of current literature. Intensive Care Med, 44：1369-1377, 2018（PMID：30136140）

3）Chang DW, et al：Evaluation of Time-Limited Trials Among Critically Ill Patients With Advanced Medical Illnesses and Reduction of Nonbeneficial ICU Treatments. JAMA Intern Med, 181：786-794, 2021（PMID：33843946）
　↑time-limited trialのアプローチを医師にトレーニングする前と後を比較．ICU滞在期間，侵襲的処置は減少したが，院内死亡率は変わらなかった．time-limited trialで無益な治療を減らせるかもしれない．

### 参考文献・もっと学びたい人のために

1）「救急・集中治療領域における緩和ケア」（氏家良人/監，木澤義之/編），医学書院，2021
　↑救急と緩和ケアは切っても切れない関係です．時間がない急性期に必要とされる緩和ケアを学べるベストな1冊．この内容で2,700円は安すぎる！

2）「正解を目指さない!? 意思決定⇔支援」（阿部泰之/著），南江堂，2019
　↑ACPの背景，理論から実際まで，すべてがわかりやすい！そして最後は泣けます．

3）「病状説明 ケースで学ぶハートとスキル」（天野雅之/著），医学書院，2020
　↑病状説明の理論を解説してくれた本は今までありませんでした！シチュエーション別の実践編もあり，真似できます．病状説明に自信がもてない方は，ぜひ読んでください！

Profile

**髙場章宏**（Akihiro Takaba）

JA広島総合病院 救急・集中治療科
当科のスローガンは「愛と優しさの救命センター」，僕のモットーは「Help Ever, Hurt Never」です．
YouTube：スタッフが語る！救命センターの特徴は？
【JA広島総合病院 救急・集中治療科】→

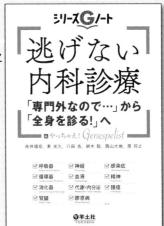

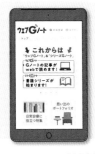

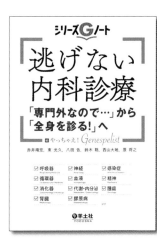

シリーズGノート
# 逃げない内科診療
## 「専門外なので…」から「全身を診る！」へ

赤井靖宏，東　光久，八田　告，鈴木　聡，西山大地，原　将之
（やっちゃえ！Genespelist）／編

■ 定価5,280円（本体4,800円＋税10%）　■ B5判
■ 342頁　■ ISBN 978-4-7581-2355-6

## 専門外の患者さんも自信をもって診るために，知っておきたい実践臨床76講

マルチモビディティ患者を診るには自分の専門外も！そんな general mind をもつ Specialist（＝ Genespelist）のために各領域の専門家が内容を厳選して解説．現場の耳より情報や明日からの行動目標も満載！

## 本書内容 ～本書で取り扱う疾患や症状，医学的問題～

序　　➡右ページで立ち読みできます！

### 領域① 呼吸器
Non-resolving pneumonia ／肺野腫瘤状陰影／間質性肺炎／気管支喘息と慢性閉塞性肺疾患（COPD）／アレルギー性肺疾患／睡眠時無呼吸症候群

### 領域② 循環器
急性冠症候群／心房細動／心不全／高血圧／心臓弁膜症／肺高血圧症

### 領域③ 消化器
ヘリコバクター・ピロリ関連疾患／胃食道逆流症（GERD），機能性ディスペプシア（FD），過敏性腸症候群（IBS）／炎症性腸疾患（IBD）／消化管出血／慢性肝炎・肝硬変／非アルコール性脂肪性肝疾患（NAFLD）／慢性膵炎／胆石症／膵嚢胞

### 領域④ 腎臓
ネフローゼ症候群／急性腎障害（AKI：★）／慢性腎臓病（CKD）➡次々ページで立ち読みできます！／多発性嚢胞腎（PKD）／腎代替療法／検尿異常

### 領域⑤ 神経
ふるえ／パーキンソン病および関連疾患／脳梗塞／くも膜下出血／てんかん／頭痛／特発性正常圧水頭症

### 領域⑥ 血液
貧血／汎血球減少症／多発性骨髄腫と類縁疾患／不明熱／リンパ節腫脹

### 領域⑦ 代謝・内分泌
糖尿病（★）／副腎不全／原発性アルドステロン症（PA）／甲状腺疾患／骨粗鬆症／脂質異常症／高尿酸血症

### 領域⑧ 膠原病
全身性エリテマトーデス（SLE）／血管炎／リウマチ性多発筋痛症（PMR）／関節リウマチ（RA）／体軸性脊椎関節炎／自己炎症性疾患

### 領域⑨ 感染症
ワクチン／感染性心内膜炎（IE）／尿路感染症／インフルエンザ／結核／非結核性抗酸菌（NTM）症

### 領域⑩ 精神
摂食障害／うつ病／不眠症

### 領域⑪ 腫瘍
免疫チェックポイント阻害薬／がん検診／発熱性好中球減少症（FN）／オンコロジック・エマージェンシー／子宮頸がん

### 領域⑫ 全科共通
認知症／意思決定支援とアドバンス・ケア・プランニング（ACP）／ポリファーマシー／呼吸困難

### 領域⑬ その他
月経前症候群（PMS）／更年期障害／喫煙／アルコール依存症

（★）の項目は，羊土社ホームページの本書紹介ページにて，一部をご覧いただけます！

# 序

　この序文の執筆時点では，全国で新型コロナウィルス感染症が猛威をふるっています．新型コロナウィルス感染症の蔓延に伴い，日本の医療の問題点が次々とあぶりだされてきました．多くの医療機関で専門でなくとも新型コロナウィルス感染症患者に対応しなければならなくなり，「コロナ」を軸にどんな患者さんにも対応することが多くの医療者に求められています．

　自分の専門外の患者さんを診療することに抵抗がある先生方が多いかもしれませんが，昔は，大半の医師が何でも診療する医師でした．どんな診療科を専門にしようと，開業すればあるいは地域の病院に赴任すれば地域を守り，何でも診療する医師が一般的でした．しかし，現在は専門診療が主流となり，何にでも対応する医師が少数派になったのではないでしょうか．「医療が進歩したから専門診療が進んで当たり前」という考え方があるかもしれません．しかし，ひとりの人間の体を臓器で分ける考え方は，医師の側の便宜で行われてきたのではないでしょうか．決して患者さんが望んだことではありません．多くの患者さんは，特定の「臓器」を診てほしいわけではなく，調子の悪い臓器をもつ「私」を診てほしいと思っています．患者さんは医師が頑なに専門診療にこだわる限り，本当に診てほしい自分を医師に見せようとはしません．

　患者さんの多様な側面を診る診療科として，総合診療科があり，総合診療専門医の養成が進んでいます．しかし，残念ながら当初期待されたほどにその養成数が伸びていないのが現状です．総合診療専門医の育成を待つだけでなく，内科の専門医が総合診療の一翼を担えないかと考えたのが「*Genespelist*」という概念です．*Genespelist*は，何らかのspecialistであり，自分の専門分野に関して自信をもって診療しながら，同時にgeneral mindをもち，さまざまな診療場面で目の前の患者さんのニーズをできる限り満たす医療を提供できる医師のことを言います．そういった志をもつGenespelistが一人でも多くいることで，患者さんが安心して受診できる医療体制を構築できるのではないかと考えています．

　いくら専門性の高い医療を行っている先生でも，いずれは自分の専門領域以外の患者さんを診察する機会が訪れると思います．マルチモビディティの患者さんが増えていくなか，複数の専門診療科にかかわる病態に対して，「専門外の病気を診ないといけないのはしんどい」と消極的に避けようとするか，臓器別を超えてそれらの病態に積極的に向き合うかはあなたしだいです．本書は，specialistでありながら*Genespelist*のユニフォームも着てみようという先生方，自分の専門以外の知見を増やしたいと思っている先生方，そしてすでにgeneralistや*Genespelist*として活躍する先生方のニーズに応える内容になるよう企画しました．内科領域のみならず，精神科領域や一般診療でよく遭遇する病態などについて，各分野のspecialistがその診療のポイントを厳選して伝授しています．さあ，specialistの先生方もこれを機会に専門外の診療へ一歩踏み出して*Genespelist*になりませんか．あなたの患者さんが，本当はどこを診てほしいのか語りはじめます．

　"やっちゃえ！ *Genespelist*"

2021年9月

編者（やっちゃえ！ Genespelist）一同

**赤井靖宏，東　光久，八田　告，鈴木　聡，西山大地，原　将之**

次ページで「領域④腎臓　慢性腎臓病（CKD）」の一部を立ち読みいただけます！

領域④　腎臓

# 慢性腎臓病 (CKD)
## 〜CrとeGFRにもう振り回されない！

八田　告

### 症例1

　50歳男性．健診で腎臓が悪いと言われました．
　身長165 cm，体重70 kg，警備会社勤務，毎日筋トレ，プロテイン摂取．
　Cr 1.32 mg/dL，eGFR 46.6 mL/分/1.73 m²，検尿異常なし．
　Q：どうしたらよいでしょうか？

### 症例2

　64歳女性．数年前から腎機能が少しずつ悪くなっていると言われています．検尿異常はないと言われています．血圧145/84 mmHg，常用薬なし，腎疾患家族歴不明．
　5年前sCr 0.73 mg/dL（eGFR 62.8），今回sCr 0.87 mg/dL（eGFR 50.6）．
　Q：現時点で腎臓専門医に紹介しますか？

## ●はじめに

　健診でCrの異常を指摘され，内科を受診する方が後を絶たない．以前に比べてCrやeGFRが認知され，慢性腎臓病（chronic kidney disease：CKD）に対する意識が高まった影響と思われる．特にeGFRが普及してからCKDの認知が進んだように思う．推算GFR（eGFR）は血清クレアチニン（Cr）値，性別，年齢から簡便に求められ，Crさえ測定すれば自動的に表示されるようになった．腎臓専門医に紹介する基準もこのeGFRや蛋白尿の有無で決定される．また後述する注意点に気をつければ薬剤投与設計をする際にも大変有用である．ただ臨床現場は，このeGFRに少々踊らされている感も否めない．本項では，eGFRの捉え方とピットフォール，新しい活かし方について解説したい．具体的には，以下の点について理解することを目標とする．

1. eGFRは，75％の症例が実測GFR±30％の範囲に入る程度の正確度である．
2. 筋肉量の多い症例では実測GFRより過少評価，筋肉量の少ない症例では過大評価となり，注意を要する．
3. eGFRは薬剤投与設計にも有用である．
4. 高齢者のeGFR＜40 mL/分/1.73 m²は必ずしも全例腎臓専門医に紹介する必要はない？
5. eGFRは絶対値で判断せずに長い変化を捉えることで，本当に介入すべき腎臓病症例を早期に見つけることができる（long term eGFR plotの活用）．

## ❶eGFRは，どの程度正確か？を正しく理解する

　日本腎臓学会を中心に日本人のためのeGFR計算式を導き出す試みがなされ，763名の日本人の実測GFRからeGFRを近似する式が求められた．年齢，性別，血清Cr値の3項目式はR＝0.859，正確度（±30％）＝77％と，Alb，BUNを入れた5項目式のR＝0.877，正確度（±30％）＝81％と大差がなかったことから，実臨床で簡便な3項目式が採用された．以上より，この式では，77％の症例が±30％の範囲に入る，言い換えれば23％の症例は±30％の誤差からも外れるということになる．文献1のグラフを見れば一目瞭然だろう．また血清Cr値は肉類の摂取後（肉類に含まれるCrが吸収される）や尿細管分泌を抑制する薬剤〔シメチジンやバクタ®配合錠（トリメトプリム・スルファメトキサゾール）〕の使用時は高くなるため，eGFRは低く推算されうるので注意が必要である．

## ❷筋肉量の多い／少ない症例のeGFRには注意

eGFRは，四肢欠損，筋肉疾患など筋肉量の減少している症例では高く推算されうる．長期臥床により筋肉量が減少している場合も同様であり，担がん患者，MRSA感染などで腎排泄性の抗がん薬・抗菌薬を投与する場合，過量投与とならないように注意が必要である．必要に応じて，Crクリアランス（Ccr），イヌリンクリアランスの実測を行う[1]．

システチンC（CysC）は新たなGFRマーカーとして保険適用となっており，3カ月に1回の測定が可能である（Crとの同時測定は保険で査定されるので注意）．18歳以上では血清CysC値に基づくGFR推算式によりGFRが推定できる．血清CysC値に基づくGFR推算式の正確度は血清Cr値に基づく推算式と同程度である．血清CysC値は筋肉量や食事，運動の影響を受けにくいため，血清Cr値によるGFR推算式では評価が困難な場合に有用と思われる．

〈血清CysC値が有用な場合〉

● 筋肉量が少ない症例（四肢切断，長期臥床例，るいそうなど）

● 筋肉量が多い症例（アスリート，運動習慣のある高齢者など）

冒頭の症例1のような場合は，CysC測定の好適例と思われる．

### ここがピットフォール

血清CysC値は妊娠，HIV感染，甲状腺機能障害などで影響されるため注意する．また薬剤による影響など十分にわかっていない点もある[2]．

## ❸GFR推算式は，薬剤投与設計にも有用
### ～ただし注意点がある！

GFR推算式では体表面積が1.73 m²の標準的な体型（身長170 cm，体重63 kg）に補正した場合のGFR（mL/分/1.73 m²）が算出される．薬物投与量の設定では患者個々のGFR（mL/分）を用いるため，体格の小さな症例でeGFR（mL/分/1.73 m²）をそのまま用いると過剰投与の危険がある．標準的な体型（体表面積1.73 m²）と大きく異なる場合は体表面積（BSA）補正をしない値に変換する[2]．

体表面積を補正しないeGFR（mL/分）＝
eGFR（mL/分/1.73 m²）× BSA/1.73

## Genespelistのための耳より情報！

### Ccrには，CG式，eGFR体表面積未補正のどちらを使用する？

Cockcroft Gault式〔（140 − 年齢）×体重/（Cr×72）　女性は×0.85〕が直接Ccrを求められるのでよく使用されるが，日本人ではなく欧米人かつ比較的少人数のデータから作成されたことから日本腎臓学会は体表面積で補正しないeGFR（mL/分）を薬剤投与の目安とするよう推奨している[2]．

### 入院患者のCrにご注意を！

入院が長くなると血清Cr値が下がることをよく経験する．筋肉量減少の影響が大きいと思われるが，その一時的に下がった血清Cr値から求められるeGFRを薬剤投与設計に用いると，見かけ上，腎機能が過大評価され，薬剤の過剰投与につながる．この場合は，どのタイミングの血清Cr値を採用するのが最も適切かどうかを臨床経過から判断する必要がある．

⇒続きはぜひ本書でご覧ください！ ※各引用文献は本書をご参照ください

詳細は羊土社ホームページでもご紹介しています！　https://www.yodosha.co.jp/webg/series/

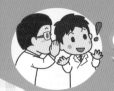
## 第57回　新生児からのGBS検出って…なぜ危険!?

江原佳史

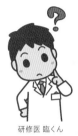

先生，私はいま産科ローテーション中なのですが，先日腟培養陰性だった母体からの出生児がB群溶血性レンサ球菌（GBS）陽性と判明したんです．結果を知った指導医は大慌てだったのですが…何がそんなに危険なのでしょう？？

研修医 臨くん

なるほど．臨くん，GBSは分娩前スクリーニングの腟培養でも非常に検出されにくくて見逃されやすい菌なのだけれど，新生児に侵襲性感染症を起こしてしまうことが多いんだ．では，一緒に詳細を確認してみよう！

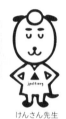

けんさん先生

 **解 説**

### GBSの疫学

　B群溶血性レンサ球菌（Group B Streptococcus：GBS）は直腸および腟の常在菌なのだけれど，新生児に敗血症や髄膜炎など侵襲性感染症を引き起こすことが多いんだ（図1，2）．発症時期により早発型（日齢0〜6に発症），遅発型（日齢7〜9に発症），超遅発型（日齢90以降に発症）の3つに分類される．

　2011〜2015年の全国アンケート[1]でそれぞれの発症率をみてみると，早発型0.09％（95％CI 0.06〜0.11），遅発型0.12％（95％CI 0.06〜0.11），超遅発型0.01（95％CI 0.01〜0.02）だった．また，死亡率は，4％強と決して低くはない率を示しているよ．なかでも遅発型は髄膜炎を発症することが多く，本菌に感染した患者さんは退院時の約30〜35％，さらに長期的なフォローでは約50％に中枢神経合併症を残すと推定されているんだ[2]．

　**GBS血清型は，Ⅲ，Ⅰa，Ⅰbの順に多くこれら3種類で全体の約3割を占め，特にⅢ型の病原性が高い**．早発型では敗血症が60.9％と高い割合を示し，残りは化膿性髄膜炎が39.1％（ⅠaとⅢ型が主体）．遅発型では化膿性髄膜炎が62.6％（Ⅲ型が主体），敗血症が29.6％（ⅠaとⅢ型が主体）となっているよ．超遅発型は遅発型と類似だね[3]．

### GBS感染症の臨床症状は？

　早発型の臨床症状は無呼吸，チアノーゼ，多呼吸，呻吟を認めることが多く，遅発型の臨床症状は不機嫌，哺乳不良，嘔吐，意識障害等が認められるのだけれど，非特異的なものも多いために診断には苦慮することがあるよ．

### GBSに関して，どう気をつけるべき？

　冒頭に記したようにGBSに関しては母体腟培養による検出率は低く，例え遺伝子診断をしたと

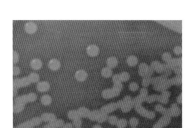

**図1** GBS コロニー
画像提供：東京医科大学 微生物学分野
生方公子先生.

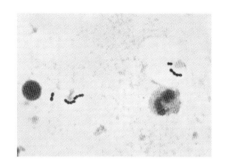

**図2** GBS 髄膜炎患者の髄液グラム染色
画像提供：東京医科大学 微生物学分野 生方公子
先生.

しても検出できない場合が多いんだ．また，感染した児の症状も非特異的なものが多く，診断が非常に難しい．けれども診断の助けとなるポイントが2つあるよ．1つめは**母体発熱，早産，早期破水（破水後18時間以上経過）などの早発型危険因子がある場合，なかでも早発～遅発型の共通の危険因子である早産児には特に注意すること**なんだ．もう1つは白血球数．新生児白血球数は出生後12～14時間で平均15,500/μLと高く，その後日齢7までに成人正常値と等しくなるのはみんなご存知の通り．ただ，**GBS感染症が重篤化する場合には白血球減少を認めることが多いのが特徴**なんだ．出生したばかりにもかかわらず白血球減少が認められる場合や，生後7日以降でも血球減少が継続する場合は，母体腟培養でGBS陰性でもGBS感染に注意を払い，場合によっては早めのSepsis work upを行うことで治療を早期開始できるようにしよう！

母体腟培養が陰性でも児のGBS感染症は否定できない！
母体発熱，早産，早期破水で出産した児や，新生児にもかかわらず
白血球減少を認めるようならGBSを疑う癖をつけよう！

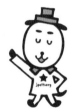

**参考文献**

1）Matsubara K, et al：Group B streptococcal disease in infants in the first year of life：a nationwide surveil-lance study in Japan, 2011-2015. Infection, 45：449-458, 2017（PMID：28236250）

2）Edwards MS, et al：Group B Streptococcal Infections.「Remington and Klein's Infectious Diseases of the Fetus and Newborn Infant, 8th Edition」（Wilson C, et al, eds）, Saunders, pp411-456, 2014

3）Morozumi M, et al：Associations between capsular serotype, multilocus sequence type, and macrolide resistance in Streptococcus agalactiae isolates from Japanese infants with invasive infections. Epidemiol Infect, 142：812-819, 2014（PMID：23866831）

※日本臨床検査医学会では，新専門医制度における基本領域の1つである臨床検査専門医受験に関する相談を受け付けています．専攻医（後期研修医）としてのプログラム制はもちろん，一定の条件を満たすことができれば，非常勤医師や研究生としてカリキュラム制でも専門医受験資格を得ることが可能です．専攻した場合のキャリアプランならびに研修可能な施設について等，ご相談は以下の相談窓口までお気軽にどうぞ！！
日本臨床検査医学会 専門医相談・サポートセンター E-mail：support@jslm.org

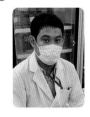

今月のけんさん先生は…
昭和大学 横浜市北部病院の江原佳史でした！
もともと小児科医でしたが，感染症を学ぶために臨床検査専門医になりました．当院は大学病院と市中病院の2つの性格があり，症例も豊富．一緒にお仕事をしていただける先生を募集中です！

日本臨床検査医学会・専門医会 広報委員会：
五十嵐 岳，上蓑義典，江原佳史，尾崎 敬，木村 聡，久川 聡，
高木潤子，田部陽子，千葉泰彦，常川勝彦，西川真子，
増田亜希子，山本絢子

日本臨床検査医学会
Japanese Society of Laboratory Medicine

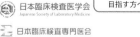
日本臨床検査専門医会

臨床検査専門医を
目指す方へ

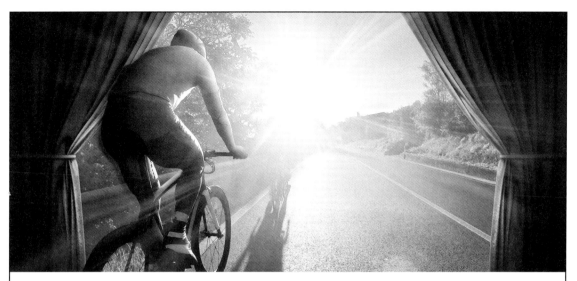

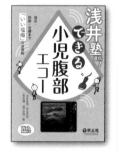

# 病棟コールの対応、おまかせください！

## 当直明けの振りかえりで力をつける！

当直中、突然やってくる病棟からのコール．
どんなときでも慌てずに、自信を持って対応するためのポイントをやさしく解説します．

**藤野貴久**
聖路加国際病院 内科

## 第9回 血糖異常に対応しよう

## はじめに

　　今回は血糖異常をとりあげます．といっても、糖尿病の管理というわけではなく、病棟当直でコールされることが多い血糖異常の対応について学びましょう．高血糖と低血糖に分けて症例を検討します．高血糖ならインスリンを、低血糖ならブドウ糖を打っておけばいいという、単純な問題ではないことを肝に銘じておいてください．それでは、チーフレジデント（CR）と1年め初期研修医（J1）とのやりとりをみていきましょう．

### ■ 当直明けのJ1が内科医局CR席へやってくる

**J1**：CR先生、当直の振り返りをお願いします！

**CR**：ぜひしようか！　当直記録をみると、血糖に関するコールが多かったようだね．

**J1**：はい、その点を一緒に振り返りたいです．血糖異常は高ければスライディングスケールに従ってインスリンを打つ、低ければブドウ糖を使う、程度の認識しかなくて．ヒヤリとする症例もあったんです…．

**CR**：私も1年目の頃はそうだったよ．足元をすくわれそうなこともたくさんあったので気持ちはよくわかる．ぜひ、これを機に血糖異常の対応をマスターしよう！

---

**症例1**　72歳男性、細菌性肺炎に伴うCOPD増悪で前日の夜間に緊急入院した．抗菌薬、気管支拡張薬、全身ステロイド療法を開始して入院2日目であった．COPD以外には高血圧、前立腺肥大症の既往歴がある．就寝前の血糖が、356 mg/dLと高値であったため当直コールとなった．

COPD：chronic obstructive pulmonary disease（慢性閉塞性肺疾患）

# 大切なのは高血糖の原因！
# 安直にスライディングスケール対応で終わらない！

　　意識障害などの症状が出やすい低血糖と比べ，緊急症にならない限り症状のない高血糖はお
ざなりにされがちな病棟コールの1つです．スライディングスケールによる通り一遍の対応だ
と，足元をすくわれてしまいますので注意しましょう．

　　罠にはまらないためには，常に原因を考える必要があります．以下に入院中の高血糖の原因
を解説します．

## ● 点滴と同側での血糖採血

### ① 解説

　　真っ先に鑑別する必要があるのがこの項目です．つまり輸液製剤の混入による高血糖です．
点滴と同じ側で採血や血液ガス測定をしていないか必ず確認しましょう！ただし，指先での血
糖測定ではこの検査エラーは生じにくいです（指先は点滴ルートよりも末梢側のため）．この
Pitfallに騙されて血糖を下げると，血糖が正常な状態に血糖降下薬やインスリンを使用するこ
とになるので，あっという間に低血糖となってしまいます．

### ② 対応

・説明できない高血糖をみたら，点滴側で採血をしていないか毎回確認！

## ● 輸液による高血糖

### ① 解説

　糖入りの輸液を大量に負荷してしまうことなどが原因で高血糖となります．特に経静脈栄養（peripheral nutrition：PN）では輸液内の糖含有量が非常に多いため，耐糖能異常がない患者さんでも高血糖となることがあるので注意しましょう．高血糖となったということは患者さんにとって「**自己のインスリンで処理できない過剰な糖分**」を付加していることを意味するため，糖負荷を減らすまたは一時的にインスリンを併用することが必要です．

　糖尿病患者においてはさらに顕著です．体内の糖を細胞内に取り込んでエネルギーにするしくみがもとから低下しているため，糖入りの輸液を使用すると著明な高血糖となります．糖を細胞内に取り込んでエネルギーとするために持効型インスリンの併用や中心静脈栄養（total parenteral nutrition：TPN）製剤へのインスリン混注などが必要です．

### ② 対応

- ・持効型インスリンの併用
- ・輸液製剤へのインスリン混注〔グルコース7～10 gに対してインスリン ヒト（ヒューマリン®R）1単位〕
- ・絶食用のスライディングスケールの適応

## ● 血糖降下薬の中断

### ① 解説

　糖尿病の既往歴のある患者さんが入院してきた際に，絶食に伴って経口血糖降下薬を中止せざるを得ない場合があります．中止することはやむなしですが，必ず血糖は上がってしまうので，上記の「輸液による高血糖」への対応を忘れないようにしてください．特に「1型糖尿病」や，「インスリン依存状態の2型糖尿病」では絶対にインスリンを切らさないようにしましょう．この状況の患者さんでは，自分自身でインスリンを分泌できないため，外因性インスリンを切らすことで著明な高血糖となり，高血糖緊急症に至る危険性があります．絶食にするとしても少量の持効型インスリンは投与する，またはスライディングスケールを併用するなど，外因性インスリンを0にしないようにしましょう．

### ② 対応

- ・インスリン依存状態の患者さんでは，インスリンを「中止」しない！
- ・可能なら内分泌・代謝科にコンサルトをしてインスリン調整をする．

## ● 薬剤性

### ① 解説

　高血糖を呈する代表的な薬剤が副腎皮質ステロイドです．副腎皮質ステロイドによる高血糖の特徴は，ずばり「**食後高血糖**」です．逆にいえば，空腹時血糖はそこまで上げません．強化インスリン療法を調整する場合も速効型インスリンの必要量は増えますが，持効型インスリンの必要量はそこまで増えない（増やさない）ことが多いです．就寝前（夕食後血糖）から起床時（空腹時血糖）にかけてとても血糖が下がりやすい状況になるので，寝ている最中の低血糖

を防ぐために夕食前のインスリン量の調整は緩めに行います．就寝前：300 mg/dL 台→起床時：100 mg/dL 前後という極端な血糖降下もよくあります．血糖が上がるのは必定ですが，勢い余ってインスリンを考えなしに増量するのは慎みましょう．特に夕食前の速効型インスリンの調整は慎重に！

その他の薬剤性高血糖として，抗精神病薬（クエチアピンやオランザピンなど），免疫抑制薬（タクロリムス，シクロスポリン），インターフェロン，抗がん剤（mTOR 阻害薬や一部の ABL チロシンキナーゼ阻害薬，L–アスパラギナーゼ）などがあげられます．

## ② 対応

- ステロイドは「食後高血糖」なので，持効型インスリンや就寝前血糖値の調整（夕食前インスリンの調整）は慎重に！
- 短期的なステロイド使用→スライディングスケールで対応
- 長期的な使用で高血糖あり→強化インスリン療法や経口血糖降下薬も検討

**症例1**
**（続き）**
病歴や薬剤歴からはステロイドによる耐糖能異常が疑われた．糖尿病の既往歴はなく，ステロイド治療開始から血糖測定のみ行われていた．カルテによると，COPD 増悪に対するステロイド治療は5日間で終了の予定であり，300 mg/dL 台の血糖となったのは今回がはじめてであった．食事摂取は良好で飲水もできており，意識障害，脱水所見や腹痛を認めないため高血糖緊急症ではないと判断した．ステロイドによる高血糖の特徴を考慮して，スライディングスケールによるインスリンは打たず，朝まで経過観察とした．

## ■ 内科医局CR席にて

**J1**：てっきりインスリンを打つのだと思っていたのですが，ステロイドは食後高血糖を起こすことや，逆に空腹時血糖は上げないことなどを上級医から教えてもらい，就寝前の血糖が高いからといってインスリンを打つのは危ないことを知りました．

**CR**：そうだね．この症例で無暗にインスリンを使用すると就寝中に無自覚低血糖となって，死のリスクが上がってしまうからね．あとはスライディングスケールの内容はみてみたかな？

**J1**：はい．今までそこまで細かくみていなかったのですが，就寝時はインスリンを打たないような指示にそもそもなっているのですね．理解せず使用していたことを反省しました…．

**CR**：セット登録や文書登録でコピー＆ペーストするのも業務効率の改善にはいいことだけど，内容まできちんと理解していないと実力とはいえないね．

**症例2**
72歳男性，2型糖尿病があり強化インスリン療法を導入されている．発熱，嘔気・嘔吐，腰背部痛を主訴に救急搬送となり，複雑性尿路感染症の診断で日中に緊急入院となっていた．セフトリアキソンで治療を開始されている．入院1日目の18時の血糖が66 mg/dL と低血糖であったため当直コールとなった．

■ 内科医局CR席にて

CR：今回はどう対応したかな？

J1：意識障害はなかったので、ブドウ糖10 gを内服してもらい、15分後に血糖フォローしました。その段階で90 mg/dLまで血糖値が上昇していたので経過観察としました。

CR：なるほど。私がこの症例を診たとしたら、その対応では終わらせないな。その対応では、しばらくして必ず再度コールが来るだろうね。

J1：先生は何でもお見通しですね。実はこの症例には続きがありまして….

**症例2（続き）** 就寝前の血糖測定で、血糖値48 mg/dLと低血糖を認め、意識障害もみられたため再度当直コールとなった。
バイタルサイン：意識JCS II -30、体温39.2℃、血圧100/50 mmHg、心拍数120回/分、呼吸数20回/分、SpO₂ 98 %（room air）

# 低血糖でも原因が大切

高血糖と同様に、低血糖も原因が大切です。しかも低血糖では危険な原因が隠れている可能性が高いため、より注意が必要です。低血糖の原因をABCDEFというアルファベットに沿って覚えていきましょう！

## ● A：Alcohol（アルコール）

アルコールの作用によって肝臓での糖新生が抑制されて低血糖となりやすいです。いわゆる肝硬変に至っている場合にはより一層、低血糖のリスクが上昇します。また酩酊状態は低血糖による意識障害を隠してしまう可能性もありますので、ERや入院してきたばかりの患者さんの対応などは注意が必要です。単純酩酊だと決めつけて致命的な低血糖を見逃さないようにしてください。

アルコール多飲患者では、ビタミンB₁不足も重なっている可能性を考慮して血糖補正前または同時にビタミンB₁の補充も検討しましょう。血糖だけを補正すると乳酸アシドーシスを発症してしまう可能性があるからです。これも致命的になりうるので注意しましょう。

## ● B：Bacteremia（菌血症・敗血症）

最も注意すべき原因が敗血症です。低血糖をみたら必ずほかのバイタルサインも評価して敗血症の合併がないか考えましょう。低血糖を補正した患者さんが、後々に発熱や血圧低下で再度コールとなるなんてこともザラです。

個人的な意見としては、「意識障害以外のバイタルサイン変化を認める低血糖」は培養採取して感染巣の評価ならびに抗菌薬開始を検討するに値します。

## ● C：Cancer（がん）

進行の速いがんで多い印象です（特にaggressive lymphomaなど）．がん自体による糖の消費や悪液質によるグリコーゲンの低下，糖新生の抑制などが機序で生じます．

## ● D：Drug（持効型インスリン，スルホニル尿素薬，SGLT2阻害薬など）

いずれの薬剤も作用時間が長く，食事摂取と無関係に血糖降下作用が起こるため，低血糖の原因となりやすいです．高齢者では慢性の高血糖よりも低血糖の方が予後を悪くするため，これらの薬剤は極力使用しないか，使用している場合には緩やかな血糖コントロール目標とすることが推奨されています[5]．

## ● E：Endocrine（インスリノーマ，インスリン自己免疫症候群）

病棟当直という点ではめったに出合わない疾患です．「当直の時点では診断が困難」，という表現の方が正しいかもしれません．しかし内科医としては知っておいて損はないでしょう．本連載では主旨と離れてしまうので詳細は割愛します．

## ● F：Failure（肝不全，腎不全，副腎不全）

肝不全は人体最大のグリコーゲン貯蔵臓器なので，肝不全では糖新生ができなくなり低血糖となります．

腎不全で低血糖？ と思われる読者もいるかもしれませんが，インスリンやスルホニル尿素薬などの排泄が滞り作用が遷延してしまうことで低血糖の原因となります（SGLT2阻害薬では腎機能低下によって薬剤の作用が減弱するので，低血糖のリスクは下がります）．入院中の患者に多いのでぜひ覚えておきましょう．低血糖をみたら，薬剤とともに腎機能の推移を評価することが重要です．

副腎不全も常に低血糖の鑑別診断にあげておきましょう．特に低ナトリウム血症，高カリウム血症，低血圧を伴う場合には要注意です．

# 無症候性低血糖にも注意

低血糖の症状は個人差はあれど，70〜80 mg/dL以下で生じるとされます（表）．

しかし以下の条件の患者さんでは，低血糖の症状が出にくいことがあるので，注意が必要です．条件にあてはまる場合には無症状でもしっかりと血糖補正をした方がよいでしょう．

- ・低血糖発作が頻回に起こっている患者さん
- ・β遮断薬内服中の患者さん
- ・血糖コントロール不良の患者さん

表 ● 低血糖の症状

| | 発症機序 | 具体的な症状 |
| --- | --- | --- |
| ～80 mg/dL | 副交感神経刺激症状 | 空腹感，嘔気など |
| ～70 mg/dL | 中枢神経刺激症状 | あくび，集中力の減退 |
| ～60 mg/dL | 交感神経刺激症状 | 冷汗，頻脈，頻呼吸 |
| ～40 mg/dL | 昏睡 | 稀に幻覚，痙攣，麻痺 |

　　上記の条件の共通点は自律神経が障害またはブロックされてしまっているということです．これらの条件があてはまる患者さんは自律神経症状の段階で低血糖に気づくことができず，いきなり昏睡（中枢神経系の糖不足）となることもありますので危険です．

# 低血糖に対する具体的な対応

　　原因を評価しつつ，低血糖自体への対応を行いましょう！ 2つは同時並行で進める必要があります！

## ● 内服可能な場合

① ブドウ糖10 gを内服
② 15～30分後に再検して，血糖値上昇なければさらに10 gを内服
③ 2回目でも改善なければ，10％ブドウ糖液を40 mL/時で持続投与して血糖値をモニタリング
④ 70 mg/dLを超える，かつ症状改善するまで10 mL/時ずつ増量

## ● 内服不可の場合

① 50％ブドウ糖液20～40 mLを静注
② 15～30分後に再検して，血糖値上昇なければ再度50％ブドウ糖液を20 mL静注
③ 2回目でも改善なければ，10％ブドウ糖液を40 mL/時で持続投与して血糖値をモニタリング
④ 70 mg/dLを超える，かつ症状改善するまで10 mL/時ずつ増量

**症例2**（続き）　カルテレビュー：入院前日の夜間まで持効型インスリンを皮下注射していた．入院時の血液検査で急性腎障害があり，血液培養で4/4セットからグラム陰性桿菌が検出されている．
敗血症ならびに腎障害による持効型インスリンの遷延が原因の低血糖と判断した．インスリンの作用が切れるまではブドウ糖の投与が必要と判断して10％ブドウ糖液40 mL/時で静注開始した．15分後の血糖測定で78 mg/dLと血糖値の改善を認め，意識障害も改善した．そのままブドウ糖液は継続の方針とした．ICUチームと相談し低血糖管理ならびに敗血症に対するバイタルサイン管理目的に，ICU入室とした．A-lineを留置し，朝まで3～4時間ごとに血糖値を評価した．

## 本症例の振り返り

高血糖と低血糖の症例を1例ずつ経験しました．いずれも原因を評価することが重要だということを実感する症例でした．特に低血糖の症例では敗血症＋インスリン＋腎障害という3つの要因がありましたが，実臨床でもよく経験する症例なのでしっかりと復習しましょう．

## おわりに

血糖異常の対応は，楽をしようとすればいくらでも楽ができうる当直コールです．しかし楽をすればするほど，患者さんが危機に陥る可能性が高くなります．インスリンやブドウ糖を投与して終わりにせず，必ず原因を追究する姿勢を忘れないようにしてください．

---

**Column：糖尿病性ケトアシドーシス（DKA）と高血糖高浸透圧症候群（HHS）の違い**

今回は本編で触れなかった，DKA（diabetic ketoacidosis，糖尿病性ケトアシドーシス）とHHS（hyperosmolar hyperglycemic syndrome，高血糖高浸透圧症候群）の違いを説明します．意外と2つの病態の違いを説明できる人は少ないのではないでしょうか．その違いとはズバリ「インスリンが絶対的に不足しているかどうか」です．DKAは「絶対的な不足」，HHSは「相対的な不足」なのです．

HHSは高血糖状態が継続することで，浸透圧利尿が起こり脱水状態となることが本質です．高血糖→浸透圧利尿→脱水→高血糖という負のループがくり返されます．脱水は高度なのですが，インスリンは体内から多少なりとも分泌できる，または外因性に分泌しているためエネルギー不足には陥らず脂質の分解が進みません．

一方で，DKAは「インスリンの絶対的不足」が根本にあります．つまりブドウ糖をエネルギーとして全く利用できない状況に至ったときに発症します．ブドウ糖を利用できないと脂質がエネルギー源となり，ケトン体が産生されアシドーシスとなります．このアシドーシスによって腹痛（腸閉塞による），嘔気・嘔吐，意識障害などの症状を呈するようになります．DKAも高血糖なので浸透圧利尿→脱水となりますが，脱水が高度になる前にアシドーシスによる症状で発症するためHHSよりも血糖も低めで，脱水の程度も軽いのです．

また最近では，血糖正常DKAという病態も注目されています．これはSGLT2阻害薬の

登場により増加した病態で，知らないととても危険な病態です．上記のようにDKAはインスリンの絶対的不足によって生じますが，細胞内に取り込めない糖は通常は血液中にだぶついて，高血糖としてわれわれが認識します．しかしSGLT2阻害薬を併用している場合には，血液中にだぶつかず尿中にどんどんと排出されていくので，血糖値は正常〜低値となるのです．この病態を認識していないとDKAの診断が遅れることも多いです．治療はさらに厄介です．本来は糖を細胞内に取り込めるようにインスリン持続静注を開始します．そして血糖が正常となったら，輸液で糖を補充しつつインスリンで細胞内に取り込ませることで糖代謝を改善してケトアシドーシスを改善させるのです．しかしSGLT2阻害薬が効いている限り，糖入りの輸液をしてもひたすら尿に出ていくので，いつまでたっても脂質代謝が抑えられず長時間のケトアシドーシスに患者さんを晒してしまうことになります．話を聞くだけでもゾッとする怖い疾患が「血糖正常DKA」なのです．本質的にはSGLT2阻害薬が切れるのを待つしかないです．通常のDKAでは治療開始後にすみやかにアシドーシスは改善するので，メイロン®などの炭酸水素ナトリウムは推奨されないのですが，アシドーシスに長時間晒すわけにもいかないので，「血糖正常DKA」では使用を考慮してもよいと考えています．

## ＼Take home message／

**I** スライディングスケールやブドウ糖を投与して終わりじゃない！

**II** 高血糖の原因のなかでは薬剤性に注意！ 副腎皮質ステロイドは食後高血糖！

**III** 低血糖の原因は ABCDEF！

◆ 文 献

1）「糖尿病治療ガイド2020-2021」（日本糖尿病学会/編），文光堂，2020

2）Cryer PE, et al：Evaluation and management of adult hypoglycemic disorders：an Endocrine Society Clinical Practice Guideline. J Clin Endocrinol Metab, 94：709-728, 2009（PMID：19088155）
　　↑低血糖に関する米国のガイドライン，原因からアプローチまでわかりやすくまとめてある．

3）Seaquist ER, et al：Hypoglycemia and diabetes：a report of a workgroup of the American Diabetes Association and the Endocrine Society. J Clin Endocrinol Metab, 98：1845-1859, 2013（PMID：23589524）
　　↑糖尿病患者における低血糖症をまとめた米国のガイドライン．

4）Kitabchi AE, et al：Hyperglycemic crises in adult patients with diabetes. Diabetes Care, 32：1335-1343, 2009（PMID：19564476）

### Profile

**藤野貴久**（Takahisa Fujino）
聖路加国際病院 血液内科
2016年 福岡大学卒，2017年度 ベストレジデント，2019年度 内科チーフレジデント，2020年度 ベストティーチャー．
自分が初期研修中は当直コールへの対応を体で覚えることで精いっぱいでしたが，現在では病態生理と組合わせて，頭も体も同時にフル回転させることが重要であると痛感する日々です．この連載を通して，皆さんの臨床の手助けになれば幸いです．

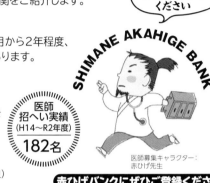
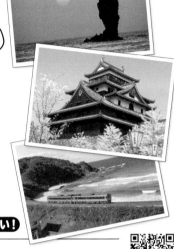

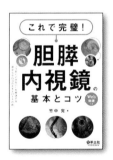

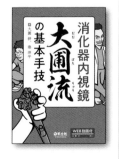

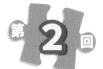

会話を愉しみ，
ピースを集める

# 病歴聴取のコツ

つい，決められたテンプレートに沿うことを意識してしまう病歴聴取．本コーナーでは，患者さんとの"会話"からどう情報を集めるか，得られた情報をどう活かすのか，そのポイントを解説します．

小松孝行（順天堂大学医学部附属練馬病院 救急・集中治療科）

## 第 2 回　本当の Onset を突き詰めろ

### ● Point！

・本当の Onset を見誤らないように日常生活を紐解き確認をしよう！

・主観的情報の集め方を工夫して，事実を用いることで客観化しよう！

・適切な会話によって信頼関係を構築しよう！

## はじめに

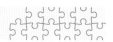

第2回以降は第1回（2021年10月号）でお伝えしたポイントをどのように実践するかを考えます．今回は「本当のOnset」を主なテーマとしたいと思います．

## 症例 （自験例をもとにしたフィクションです）

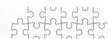

65歳男性（患者A）が「首の後ろの痛み」を主訴に23時ごろの混雑している救急外来を独歩で受診しました．トリアージでは緊急性はないと評価され，研修医の医師Bが診察を担当するようです．さて，どのような会話が繰り広げられるのでしょうか？

**医師B：** Aさーん．どうぞお入りください．

　　　　〜Aさん，診察室に独歩で入室．右手で首の後ろあたりを撫でながら椅子に座る〜

**医師B：** こんばんは，医師のBです．よろしくお願いします．首の後ろが痛いようですが，座っているのは大丈夫ですか？ 横になりますか？

**患者A：** あぁ，ありがとうございます．座っていても大丈夫．ただ首を動かすと痛むんですよ．頭の後ろまで痛くなっちゃって．いつも肩こりはあるんですが，ホントにここまでのは久々で．

**医師B：** そうでしたか．ということはだいぶ痛みがひどかったんですね．ところで，いつから痛みはありますか？

**患者A：** 首が痛いのは今日からだなぁ．ここのところ仕事がホント忙しくて．昨日は一日休みでずっと横になってたんだけど，疲れがとれなかったのかね．よく肩こりがひどくなると痛くなるんだけど，今回は特につらくてね．

医師B：僕もそうですけど，肩こりがひどいと頭痛まですることがありますよね．ちなみに仕事は何をされているんですか？ そのときには痛くなかったんでしょうか？

患者A：仕事はデスクワークで月末締めだったから大変で．その時は忙しかったから，頭まで結構痛かったんですよ．コロナ禍で社員も何人か辞めちゃって，少ない人数でやってるからね．いやぁ，昔は自分だけで何でもできちゃったんだけどね．

医師B：それは人数も少ないなかで大変でしたね．ところで，そのときの頭痛は今みたいに首の後ろから頭の後ろにかけての痛みでしたか？

患者A：いや，そのときは頭全体がガンガン痛くて．そういうときもたまにあるんで，痛み止めを飲んで，なんとか仕事はしましたけど．薬もなくなっちゃって．すいませんね，こんなことで病院来ちゃって．明日も朝から仕事で．

　さて，いったんここまでの会話を振り返ってみましょう．実際はもっとたくさんの会話がなされていると思いますが，すでにいくつかのポイントがあります（図1，2）．

## ①入室の様子でわかること＝観察

　入室する様子からは，明らかな麻痺はなく，痛みは歩行が可能なレベルとわかりました．トリアージでのバイタルサインの情報も併せると，**現時点での緊急性はないかもしれない**という考えはあるでしょう．一方で，その程度にもかかわらず，**なぜ真夜中の救急外来を受診したか**ということは常に頭に残さなくてはいけません．

## ②共感＋αにより話を広げ，主観的内容を客観化する

　痛がっている患者に対して共感しつつ，今回のように痛みに関する話題について比較的**オープンな質問**をするのもよいです．相手の**リアクション（事実）**によって痛みに関する「**自己解釈**」を把握し，不足情報（程度や性状，出現パターン，持続時間，寛解・増悪因子など）を聴取しやすくなります．

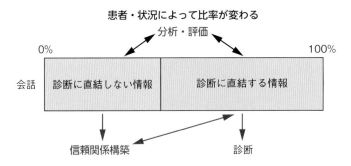

関係ないつもりで本人が語った情報が，診断に直結する情報のこともある．
信頼関係が成立しているからこそ，患者は事実を適切に語ってくれる．

**図1 ● 会話の構成要素**
文献1をもとに作成．

本症例のような頸部自動運動時に増悪する痛みであれば，当然筋骨格系由来の痛みを想起しますが，「このままで大丈夫です」という返答があれば，例えば寛解増悪因子に関するクローズドな展開として「横になった方がつらかったですか？」などを追加し，「横になります」という返答であれば，「横になった方が楽ですか？」と追加することで，**自然な会話の流れでその時点での詳細な情報収集**が可能です．

その際，主観的要素が強い主訴も，**本人の尺度においての「変化」を確認**することができれば，ある程度の「**客観化**」が可能となります．

## ③本当のOnsetを見つけるための「会話の脱線」と「再現性の確認」

皆さんはいきなり3日前の夕飯に何を食べたかを聞かれたら思い出せますか？ ピンポイントでその出来事を思い出すよりも，3日前の日中に何をしていたかを思い出してから順行的に記憶をたどると思い出しやすいと思います．その際，皆さんの頭のなかには3日前の日中〜夕飯までの行動が再生され視覚化されたかと思います．

診断推論においてOnsetが重要であることは自明ですが，「**Onsetから病院受診までの患者目線な経過**」が患者の頭のなかには存在しているはずなので，無意識的に経過しているライフスタイルの断片的なピースを**一緒に整理し引き出す**ことが重要となります．

本患者は比較的自分から話をするタイプですが，**仕事に関する話が少しでも出れば**，そこからライフスタイル（仕事内容や起床・就寝時間，嗜好など）に関する情報を集めてもよいでしょう．会話が本線からずれますが，1〜2分でジグソーパズルの外枠となる患者背景が埋まりま

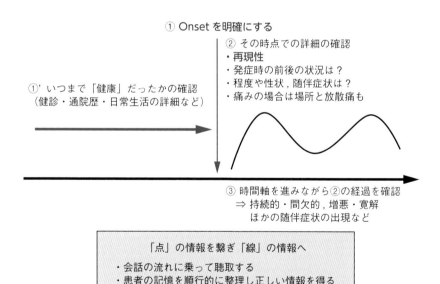

日常生活の経過を把握するだけで，Onsetや症状推移＝再現性が明らかになる．

**図2 著者が考える効率的で質の高い病歴聴取の流れ**
文献1をもとに作成．

す．そして，一通り聞いてから，「ところで」や「話が横道にそれてすみません」などときっかけを作って，**われわれ側から話を戻せばよいのです**．

　さて，メカニズム類推のためにも「**再現性**」の確認は非常に重要です．本症例では，「質」の違いを意図した医師の質問に対して，**患者本人としては「質」の違いよりも「程度」の違いに重きを置いた発言がありました**．このように「○○がひどくなった」というテーマで会話する場合には，特に**患者・医師間で認識のGAPが存在している**ことも多いですが，そのときの状況と患者本人が感じたままの事実を語ってもらうことによって，われわれ側が認識のGAPを把握し，適切に解釈することが可能となります．ちなみに最後には，病院を受診した理由も語られていますね．

## ■ 症例のつづき

　では続きを見てみましょう．

医師B：まぁそういうときもたまにはあるので，毎度は困りますが，しょうがないですよ（笑顔で）．ところで，今の話からすると今回の頭痛はいつもと違うかもしれません．2日前の仕事のときから痛かったようですが，その日は朝から痛かったのですか？

患者A：朝起きたときは少しだったから，仕事は普通に行ったんですよね．

医師B：いつも朝から頭が痛いのですか？

患者A：そんなこともないけど，そういうときもあったような気もするけど．

医師B：その前日も朝から痛かったんですか？

患者A：いや，痛くはなかったです．

医師B：とすると，いつから痛かったんですか？ 寝る前からですか？

患者A：寝る前といえば寝る前ですね．

医師B：大体何時くらいか覚えてますか？

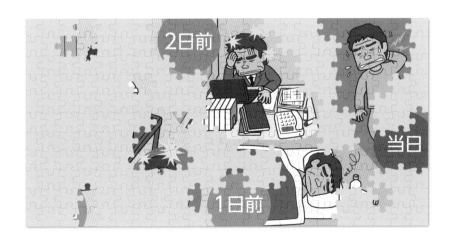

**患者A**：すぐ寝ちゃったんで時間ははっきりと覚えてないんですが，夜中の2時くらいですかね．

**医師B**：え，そんな時間まで起きてたんですか？

**患者A**：いや，いつもはそんなことないんです．先生，実はこのご時世ですごく言いにくいんですが…，飲み仲間で遅くまで麻雀してたんです．一応店とかではなく，仲間の家で．ホントに久々だったんで結構飲んで，その後何時間も麻雀して．夜中に家帰ったら，急に頭が痛くなって，一回吐いたんですけど，飲み過ぎと麻雀のしすぎかもと思ったんですぐに寝たんです．朝起きたら少しよくなっていたんで仕事に行ったんですよ．

**医師B**：そうだったんですね．まぁ，そういう仲間がいるのも大切ではありますからね．次は気をつけてくださいね（笑顔で）．ちなみに飲んだあとに麻雀をよくするのであれば，なかなか頭が痛くなることはないと思いますけど，今回は吐くほど飲んだんですか？ いつもどれくらい飲むのでしょうか？

**患者A**：いつもは吐くことなんてないですよ．毎日ビールを3本くらい飲んでましたが，今回は1カ月ぶりに飲んだんでね．麻雀も大体それくらいぶりだったんで，根詰めて酔いが回ったのかなぁと思いましてね．

**医師B**：ということはお酒の量も麻雀もいつも通りの程度ではあったんですね．

**患者A**：そう言われると，まぁそうですかね．

**医師B**：そうすると，今ある症状は確かに肩こりに関連した頭痛かもしれませんが，最初にあった頭痛は全然違う原因も考えないといけないですね．

**患者A**：えっ，なんですか？

**医師B**：クモ膜下出血です．

　　　さて，再び振り返ってみましょう．

## ④メカニズムの違いから本当のOnsetを見つける

　　　前半の会話の最後でメカニズムの異なる頭痛が混在している可能性に気づいた時点で，本当のOnsetに関して一気にclosedに詰めていくわけですが，**あまり語りたくなかった事実が判明し，それが診断に直結する**こともあります（図1）．

　　　厳密には頭痛のタイミングをもっと細かく聴取してもよいと思いますが（詳細な時間や，もし麻雀中だったら何局目のどのような状況かなど），比較的突然発症の嘔吐を伴うエピソードを確認すれば，誰もがクモ膜下出血を念頭におくことでしょう．

## ⑤患者は嘘をつく？

　　　飲み会から麻雀の件は本人にとってはきっと言いにくい不都合な事実でしょう．また，その時感じた頭痛は，本人が「異質」と気づいてなければ最初から話には出てこないかもしれませんが，これは**病識の欠如ではありません．**

　　　重要なことは**患者が語った事実に対し，われわれが正しい論理的思考で解釈をすればよい**ということです．

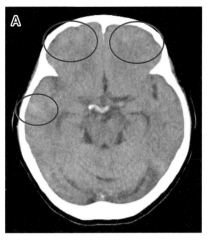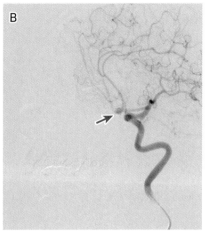

**図3** 本症例のモデルとなった自験例

本人の許可を得て掲載.
来院5日前に発症し,頭痛は改善したが頚部自動運動時に増悪する後頚部痛が出現したため独歩で受診.
A:両側前頭葉と右側頭葉に僅かにクモ膜下出血を認める(○).
B:約4 mm大の前交通動脈瘤を認める(➡).


　コロナ禍の飲み会に対してイラっと来る医療従事者はきっと多いでしょう.しかし今回のように意図的に「笑顔」で返答＋患者指導することで,「この先生なら何を言ってもよいかも」と信頼を得た結果,患者は多くの事実を語ってくれることは多いです.**相手がどのような人間かを理解して,信頼関係を構築し,TPOをわきまえた筋の通った会話を心掛ける**という当たり前なことによって,多くの大切な事実＝「ピース」を集めてください.

　今回は,本症例のモデルとなった症例の画像所見を**図3**に示します.目の前にいる患者の症状が問題なくても,点と点をしっかりつなぎ理論的にrule inとrule outを行いましょう.

## ⑥助詞に注目する意味

　ところで,この研修医B先生は比較的スムーズに会話をしつつ必要な情報を集めていました.しかし実は冒頭の「首が痛いのは今日からだなぁ」という発言の**助詞「は」に注目**すると,「ほかに痛い場所があり,それは今日よりも前にあった」という意味が含まれている可能性に気づきます.よって,この発言のアンサーとしては「首が痛いのは今日ということですけど,それよりも前からどこか痛かったんですか?」などと聞くことで,**本当のOnsetを一気に突き止める展開も会話の流れとして成立**します.

　「は」以外にも「も」などほかの助詞も話を深めるポイントとなるので,ぜひ「助詞」に注目し,「なぜそのような言い回しにしたのか?」を考え,相手の発言の背景にある情報を突き止めるきっかけにしてみてください.

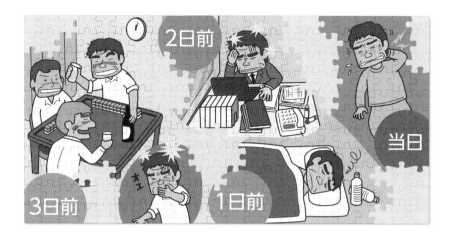

## ■ おわりに

　冒頭でもお話しましたが，実際にはこれよりもたくさんの会話が行われているはずです．まずは「Onsetの前後を明らかにする」ことを目標に事実を集める過程で，信頼関係を構築し，さまざまな患者背景を適宜掘り下げることで効率よく情報収集を行いましょう．

◆ 引用文献

1）小松孝行：第1回 総論〜医療における会話のもつ深さを知ろう〜．レジデントノート，23：1594-1603，2021

小松孝行
（Takayuki Komatsu）
順天堂大学医学部附属練馬病院 救急・集中治療科 准教授
救急科専門医・集中治療専門医・総合内科専門医・Infection Control
Doctor・日本スポーツ協会公認スポーツドクター
＜メッセージ＞
COVID-19の流行により，会話の重要性がより際立ったのではないかと個人的に思っています．診断推論を行ううえでも，信頼関係構築においてもたくさん話をしてください．

# 画像診断ワンポイントレッスン Part3

本コーナーでは画像診断のとっておきのポイントについて，放射線科の指導医と若手医師，そして初期研修医の3人によるカンファレンス形式で解説していきます．

## 第10回 研修医が知っておくべき血管内治療の知識

原 卓也, 堀田昌利, 扇 和之

## ● カンファレンス

**指導医**：今回はIVR，そのなかでも血管内治療に関して勉強していこう．放射線科をローテートすると血管内治療の手技を行うこともあると思うのでしっかり予習しておこう．穿刺手技などは循環器科でも応用できるよ．

**研修医**：はい．ところで，そもそも「IVR」ってどのような意味なのでしょうか？

**指導医**：IVRとは，「intervention radiology」の略語で，日本語に訳すと「画像下治療」という意味なんだ．X線やCT，エコーなどの画像診断装置で体の中を透かして見ながら，カテーテルや針を使って治療を行うことだよ．

**研修医**：なるほど，わかりました．IVRには具体的には，どのような治療法があるのでしょうか？

**若手放射線科医**：カテーテルを用いた血管内治療や，CTやエコーを使用した腫瘍の生検，膿瘍ドレナージ，そしてCV（central venous，中心静脈）ポート留置など幅広い治療があります．循環器科の行う心臓カテーテル治療や消化器内科の行うERCP（endoscopic retrograde cholangiopancreatography，内視鏡的逆行性胆道膵管造影）も，広い意味ではIVRの1つです．

**研修医**：IVRって幅広いですね．ますます興味が湧いてきました．

### ◀ 血管内治療におけるアクセス

**研修医**：実は今度の血管造影の症例では，シース挿入の補助をさせてもらえることになりました．具体的に手技について教えてください．

**若手放射線科医**：それでは，まず血管内治療におけるアクセスに関して勉強していきましょう．主なアクセス経路として，① 大腿動脈，② 上腕動脈，③ 橈骨動脈があげられます．目的とする血管や使用する器具に応じてアクセス経路を決定する必要がありますが，放射線科で行うことの多い腹部の血管造影においては，合併症のリスクが少ないことや血管へのアクセスのしやすさから大腿動脈穿刺を行うことが多いです．まずは大腿動脈の解剖や穿刺位置を復習しておきましょう．

## ワンポイント！　大腿動脈の解剖と穿刺位置の決定方法[1]

① 大腿動脈を触知し，最もよく触れる部位を確認する（**図1**）．この位置で穿刺を行う．

② 鼠径靱帯の位置を確認し，穿刺位置が鼠径靱帯から2〜3横指下にあることを確認する（**図1**）．

③ X線透視下で，大腿骨頭下1/3が穿刺位置になっていることを確認する（**図2**）．

④ 動脈の触知が悪い場合は，超音波を使用する．

### ＊注意点！

・穿刺位置が尾側すぎると止血時にしっかりと圧迫できず，仮性動脈瘤を形成してしまうリスクや，動静脈が重なり動静脈瘻形成のリスクが高まる．

・逆に鼠径靱帯より頭側で穿刺を行うと，後腹膜血腫を形成してしまうリスクがある．

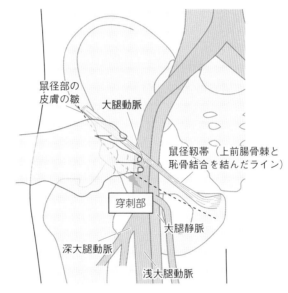

**図1　大腿動脈の解剖と穿刺位置の決定方法**
文献1を参考に作成．

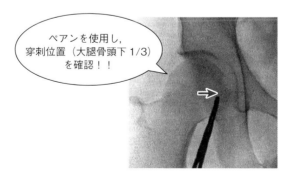

**図2　X線透視下での穿刺位置の確認**

指導医：大腿動脈の場合は，穿刺経路に腫瘍やヘルニアによる腸管がある人や，浅大腿動脈と深大腿動脈の分岐が鼠径靱帯に近い人もいるので，術前にCTやエコーで穿刺位置の状況を必ず確認しておこう．

研修医：動脈穿刺はとても緊張します．しっかりと勉強しておきます！

## ◀ 血管造影のデバイス

研修医：実際の手技に入ると，血管造影の際に使用するデバイスがなかなか覚えられません．詳しく教えてください．

指導医：それでは，血管造影で使用するデバイスに関して代表的なものをまとめておこう．

### 👆 ワンポイント！ 血管造影に用いられるデバイス（図3）

#### ① シースイントロデューサー

体表から血管内に留置する血管確保用のカテーテル．腹部血管造影では主に3〜5 Frのサイズが使用される．メーカーによる違いもあるが一般的に「5 Frのシース」は，5 Frの血管造影カテーテルを内部に挿入することができる太さになっている．

#### ② 血管造影カテーテル

通称「親カテーテル」．シェファードフックカテーテルやコブラカテーテルなど，選択する血管の形に応じてさまざまな形状，長さのものが市販されている．

#### ③ マイクロカテーテル

親カテーテルの内部に挿入する，より細径の血管造影用カテーテル．通称「子カテーテル」．使用する目的に応じて，太さ，長さ，先端形状を使い分ける．

#### ④ ガイドワイヤー

血管造影カテーテル内部に挿入し，カテーテルを誘導する役割をもつ．先端形状が固定されている「プリシェイプ型」と，形状が調整できる「リシェイプ型」が存在する．

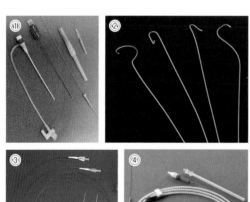

図3　血管造影で用いられるデバイス
① シースイントロデューサー
② 血管造影カテーテル（画像提供：ハナコメディカル株式会社）
③ マイクロカテーテル（画像提供：東レ・メディカル株式会社）
④ ガイドワイヤー（画像提供：ハナコメディカル株式会社）

若手放射線科医：同じ商品名でも，長さや先端形状が異なるものが存在するので，間違わないようにしなくてはいけません．

指導医：そうだね．これら以外にも行う手技に応じてさまざまなデバイスを使用するので，手技に入る前には必ず使用するデバイスを含めて予習しておこう．

研修医：デバイスについてよくわかりました．

## ◀ 血管造影の基本操作

研修医：実際に手技に入ると，術者が何をしているのかが今ひとつよくわかりません．

指導医：それでは，「シェファードフックカテーテル」を用いて，腹腔動脈造影を行う際の基本的なカテーテル操作について勉強していこう．

### ワンポイント！ シェファードフックカテーテルを用いた血管造影の基本操作

① 大腿動脈に留置したシースよりガイドワイヤーを先行させ，親カテーテル（シェファードフックカテーテル）をガイドワイヤーに追従させる（図4A）．

② 入った状態ではシェファードフックカテーテルは上向きに伸びた形であるため，腎動脈や気管支動脈といった大動脈分枝に引っ掛けてシェーピングする．ここでは腎動脈に引っ掛けてシェーピングする例を示す（図4B～D）．

③ シェーピングしたシェファードフックカテーテルを用いて，腹腔動脈を選択する．腹腔動脈は大動脈腹側から分岐するため，カテーテルを回転させ腹側に向け押し上げながら選択する（図4E，F）．

④ 目的血管を選択できたと思ったら，必ずカテーテルにシリンジを付けて血液が引けること（逆血）を確認して，テストインジェクション（シリンジを用いて，手押しで行う試験造影）を行う．

⑤ 目的とする腹腔動脈が選択できていたら，インジェクターと接続し血管造影を行う．

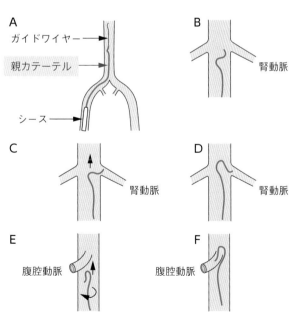

図4　シェファードフックカテーテルのシェーピングと血管選択

**指導医**：血管造影を行う場合は，DSA（digital subtraction angiography）といって，撮影後の画像から撮影前の画像を差し引いて血管のみ描出して観察するんだ．

**若手放射線科医**：特に腹部臓器の場合は呼吸性変動がありますので患者さんの協力が必須で，血管造影を行う際には「息を吸って，吐いて，止めてください！」と患者さんにしっかり声かけを行いましょう．そうすると満足いくDSA画像が得られます．

## ◀ 骨盤骨折に対する緊急TAE

**症例** **50歳代，男性.**

7階からの転落外傷．

心拍数120回/分，血圧90/68 mmHg. 骨盤部造影CTの動脈相（**図5**）にて，左腸骨，仙骨骨折を認め，血腫の中にextravasationを認める（➡）．**図6**は骨折の状態を立体的に表現したVR（volume rendering）画像.

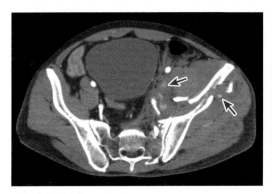

**図5　造影CT動脈相**
左腸骨，仙骨骨折を認め，血腫の中にextravasation（➡）を認める.

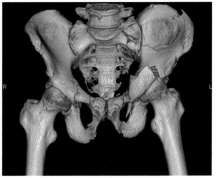

**図6　VR（volume rendering）画像**

**研修医**：救急外来に骨盤骨折の患者さんが搬送されました！ 造影CTでextravasation（血管外漏出像）が認められ，緊急TAE（transcatheter arterial embolization，経カテーテル動脈塞栓術）を行うこととなりました．20分後に入室するそうです！

**若手放射線科医**：左腸骨骨折に伴う腸骨筋内の血腫およびextravasationが認められますね．循環動態も不安定ですし，緊急止血が必要な状況です．

**指導医**：それでは入室までに，内腸骨動脈の解剖を復習しておこう．

## ワンポイント！ 内腸骨動脈の血管解剖（図7，8）

・第5腰椎下縁レベルで総腸骨動脈が外腸骨動脈と内腸骨動脈に分岐する．
・内腸骨動脈から体壁枝とされる上殿動脈，腸腰動脈，外側仙骨動脈，下殿動脈，閉鎖動脈，内陰部動脈や，臓器枝とされる臍動脈，子宮動脈，腟動脈，下膀胱動脈，中直腸動脈などが分岐するが，解剖変異も非常に多い．
・内腸骨動脈には腰動脈や外腸骨動脈の分枝との吻合が多数存在する．
・骨盤骨折では，体壁枝である上殿動脈，閉鎖動脈，内陰部動脈が塞栓対象となることが多い．

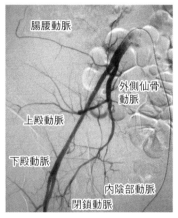

図7　右内腸骨動脈血管造影

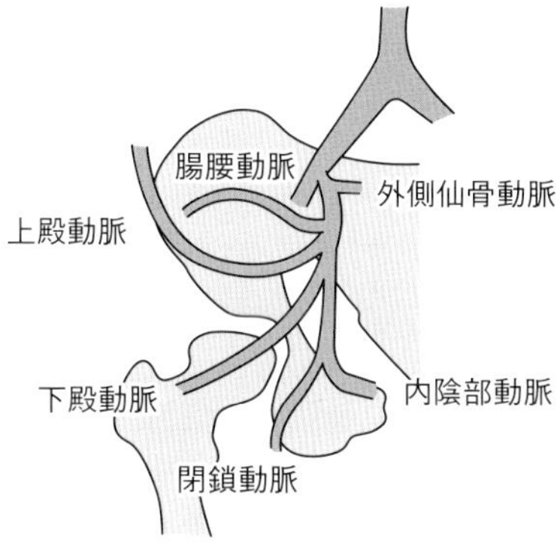

図8　右内腸骨動脈解剖

---

**研修医**：内腸骨動脈は塞栓しても問題ないのでしょうか？ 臓器虚血が起こる可能性が心配です．

**若手放射線科医**：ガイドラインでは，循環動態が不安定な場合は，両側内腸骨動脈の塞栓が推奨されています[2]．合併症としては，臀筋壊死や膀胱障害，ED（erectile dysfunction，勃起障害），坐骨神経障害などが報告されています[3～5]．ただしそれらは必ずしも塞栓の合併症とは限らず，いずれも外傷自体による後遺症の可能性も考慮されます．

**指導医**：もちろん合併症は念頭におく必要はあるけれど，致死的な外傷である骨盤骨折は救命のために一刻も早いTAEが必要なんだ．

**研修医**：わかりました．それでは，外傷止血の際に使用される塞栓物質に関しても教えてください．

**指導医**：塞栓物質は，対象血管や患者さんのバイタルサインや凝固能によってさまざまなものを使い分ける必要があるんだ．外傷止血に用いられる代表的な塞栓物質についてまとめたので一緒に見てみよう（**表**）[6, 7]．

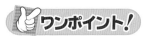 ## ワンポイント！ 外傷 TAE に用いられる塞栓物質

表　塞栓物質の特徴

| | ゼラチンスポンジ | コイル | NBCA |
|---|---|---|---|
| 塞栓物質 | (画像提供：アステラス製薬株式会社) | (画像提供：ボストンサイエンティフィックジャパン株式会社) | |
| メリット | ・末梢血管への到達性がよい<br>・血管径に合わせてサイズを調整可能<br>・2〜6週で吸収され，再開通する | ・塞栓範囲を正確に調整しやすい<br>・永久塞栓物質である | ・カテーテルから離れた部位を塞栓可能である<br>・患者さんの凝固能に依存しない塞栓力がある<br>・永久塞栓物質である |
| デメリット | ・塞栓力が患者さんの凝固能に依存する<br>・再開通による再出血のリスクがある | ・塞栓力が患者さんの凝固能に依存する<br>・コストがかかる | ・カテーテルに固着するリスクがある<br>・塞栓範囲の調整に熟練を要する |

NBCA：n-butyl-2-cyanoacrylate（n-ブチル-2-シアノアクリレート）

若手放射線科医：本症例に関しては，来院時の血中フィブリノゲンが198 mg/dLと保たれていたため，ゼラチンスポンジを使用して内腸骨動脈の塞栓を行いました（図9，10）.

研修医：内腸骨動脈塞栓後は，血圧も上昇し無事ICUに入室しました.

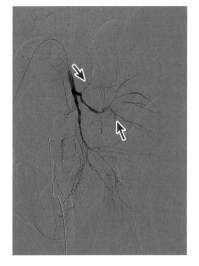

**図9　左内腸骨動脈血管造影**
上殿動脈や腸腰動脈から血管外漏出像を認める（➡）.

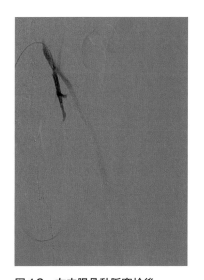

**図10　左内腸骨動脈塞栓後**
バイタルサインが不安定であったため，内腸骨動脈本幹よりゼラチンスポンジで塞栓を行った.

**指導医**：血管内治療は十分に準備の時間がとれる手技もあれば，重症外傷や産後出血といった時間的猶予のない緊急の手技もあるんだ．いざというときに困らないように，普段の読影から血管解剖をしっかりと理解し，正確で確実な手技を行うように心がけよう．

**研修医**：はい．頑張ります．

謝辞：稿を終えるにあたり，症例等の画像をご提供いただきました帝京大学医学部附属病院放射線科学講座 近藤浩史教授，座古竜世先生，中村雅人先生に深謝いたします．

### 引用文献

1）Bhatty S, et al：Femoral vascular access-site complications in the cardiac catheterization laboratory：diagnosis and management. Interventional Cardiology, 3：503–514, 2011

2）日本インターベンショナルラジオロジー学会：骨盤骨折に対するIVR施行医のためのガイドライン 2017．2018
https://www.jsir.or.jp/docs/gl/gl_201808.pdf

3）Shi J, et al：Complications after transcatheter arterial embolization for pelvic trauma：relationship to level and laterality of embolization. Eur J Orthop Surg Traumatol, 26：877–883, 2016（PMID：27544681）

4）Bonde A, et al：Bilateral internal iliac artery embolization for pelvic trauma：Effectiveness and safety. Am J Surg, 220：454–458, 2020（PMID：31902526）

5）Wiley M, et al：Complications After Pelvic Arteriography in Patients With Pelvic Ring Disruptions. J Am Acad Orthop Surg, 26：765–772, 2018（PMID：30106762）

6）日本インターベンショナルラジオロジー学会：血管塞栓術に用いるNBCAのガイドライン 2012．2012
https://www.jsir.or.jp/docs/nbca/130107_NBCA.pdf

7）日本インターベンショナルラジオロジー学会：血管塞栓術に用いるゼラチンスポンジのガイドライン 2013 第2版．2015
https://www.jsir.or.jp/docs/guideline/zsponji/150817GS班ガイドライン第2版(掲載).pdf

profile

**原　卓也**（Takuya Hara）
日本赤十字社医療センター 放射線科
目の前の救急患者を助けるためにDr.Heliを活用した病院前診療やHybrid ERを駆使した外傷診療を経験してきました．IVRは救急医療にとって欠かせないものですが，その治療戦略，戦術が生死を分けると思っています．常にbetterな治療戦略，戦術がとれるIVR istをめざし修行中です．

**堀田昌利**（Masatoshi Hotta）
国立国際医療研究センター 放射線科
Nuclear Medicine and Theranostics, University of California, Los Angeles
画像診断ワンポイントレッスンもついにPart 3を迎えました．これからも，日常診療ですぐに役立つ画像診断のコツをわかりやすく解説していきます．「画像診断っておもしろいなぁ」と1人でも多くの先生に感じてもらえれば嬉しいです．

**扇　和之**（Kazuyuki Ohgi）
日本赤十字社医療センター 放射線科
今回の原稿では，救急科で4年間勤務した後に放射線科に転向し，帝京大学でIVR主体に研修しつつ，1年間日本赤十字社医療センター放射線科にて画像診断主体に専門研修していただいている原 卓也 先生に執筆陣に入っていただきました．UCLAに留学中の堀田 昌利 先生にもお手伝いいただいています．この連載を読んで，放射線科のさまざまな側面に興味をもっていただけると嬉しいです．

※本連載は隔月掲載です．

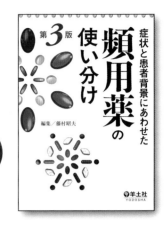
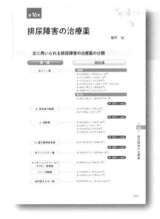

# よく使う日常治療薬の正しい使い方

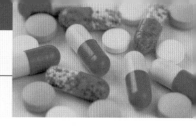

# 梅毒・淋菌感染症の治療ができる
# 研修医になるために

早野聡史 （熊本赤十字病院 内科）

◆薬の使い方のポイント・注意点◆

・梅毒の治療はすべての病期においてペニシリン系抗菌薬が標準治療薬である
・梅毒は病期によって治療法・治療期間が異なるため，診断と標準的な治療期間を守ることが重要である
・淋菌は近年耐性化が進んでおり，フルオロキノロン系抗菌薬は第1選択薬ではなくなり，第3世代セファロスポリン系抗菌薬（セフトリアキソン）が治療の中心である

## 1. 梅毒

### 1）梅毒とその病態

　梅毒とはスピロヘータの一種である *Treponema pallidum* による感染症である．梅毒は "the great imitator" と呼ばれるほどマルチステージでさまざまな症状をとり，病期ごとに治療方法が異なるため，病態の理解が重要な感染症である[1]（図）．

　*T. pallidum* に感染すると，まずは局所（陰部・口腔・直腸など）で増殖がはじまり，10～90日（平均3週間）の潜伏期間の後に第1期梅毒となり，無

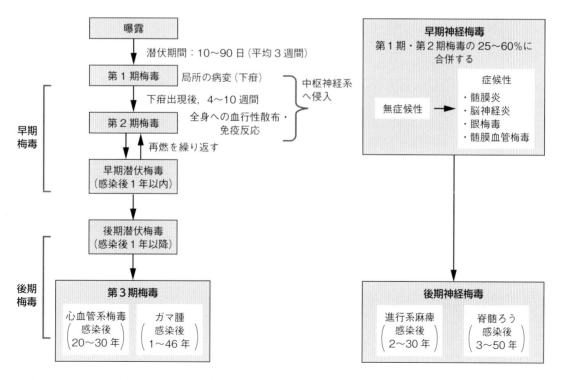

図　梅毒の病期と自然経過
文献1より作成.

痛性の潰瘍である下疳（chancre）を生じる．下疳の出現から4～10週間ほど経過して，全身のスピロヘータ血症である第2期梅毒に進展する．このときには，梅毒に対する免疫反応としてリンパ節腫脹・皮疹などが出現し，発熱，倦怠感，体重減少，食思不振などの多彩な症状を呈する[1]．その後，第2期梅毒は無治療でも1～6カ月で自然軽快し，潜伏梅毒へと移行し，再燃と改善をくり返す．ガイドラインごとにやや異なるが，感染後1年以内の場合を早期潜伏梅毒，それ以降もしくは感染時期不明の場合を後期潜伏梅毒と定義している[2～4]．その後は，第3期梅毒（ガマ腫・心血管系梅毒など）へと進展する場合があるが，近年は日本では非常に稀である．

また，神経梅毒は第3期梅毒としてのイメージ（脊髄ろう・進行性麻痺など）が強いかもしれないが，第1～2期梅毒などの早期梅毒でも髄膜炎などを合併しうる．この時期には，25～60％の症例で髄液細胞数・髄液タンパク上昇を認めると報告されており，早期神経梅毒では症状を認めない例もある[1, 2]．

## 2）薬の作用機序

ペニシリン系抗菌薬は，細胞壁合成阻害により抗菌作用を示すβラクタム系抗菌薬であり，梅毒の治療においても，T. pallidum の細胞壁に作用する[2]．T. pallidum は発育が遅く，doubling time が30時間程度であるため，長期間の抗菌薬投与が必要になる[2]．また，ペニシリン系抗菌薬は時間依存型抗菌薬のため，体内の T. pallidum を殺菌するためには，0.03 µg/mL のペニシリン系抗菌薬の血中濃度が1週間以上は必要になる[2, 5]．筋注用ペニシリンやアモキシシリン＋プロベネシド内服により必要な血中濃度に達することができる[2]．また，アモキシシリン単独の場合でも有効な血中濃度を維持できるという報告がある[6]．神経梅毒の場合，髄液中のペニシリンの濃度を維持するためには，筋注用ペニシリンや内服薬では不十分であり，水溶性ペニシリンGの静脈内投与が必須である[3, 4, 7～9]．

## 3）薬の種類

表1に各国のガイドラインにおける病期ごとの治療法を記載した[3, 4, 7, 10]．

### ❶ ペニシリン系抗菌薬

2021年10月現在では国際的な標準治療薬である筋注用ペニシリン（ベンザチンペニシリンG）は本邦では使用できないため，本稿では次善の策としての治療も記載している．本邦のガイドラインにおける治療薬はアモキシシリン単剤による治療だが，投与量・期間ともに国際的なコンセンサスは得られておらず，投与期間は早期梅毒でもかなり長めに設定されている[10]．なお，ベンザチンペニシリンG筋注製剤は2021年7月30日付の薬事・食品衛生審議会にて本邦でも承認され，今後，早期の使用開始が期待される．

まず，早期梅毒（第1，2期・早期潜伏梅毒）・後期梅毒（後期潜伏梅毒・第3期梅毒）で，筋注用ペニシリンが使用できない場合には，ペニシリン系抗菌薬（アモキシシリンなど）内服にて治療を行っている．前述の通り，プロベネシドの併用で，T. pallidum の排除に十分なペニシリンの血中濃度上昇を見込める[9, 11]．プロベネシドが使用できない場合には，アモキシシリン単独でも治療が可能であったとの報告はあるが，4～8週間の治療期間が必要になる可能性がある[6]．

また，神経梅毒と診断される場合には，ペニシリンGカリウム（ベンジルペニシリンカリウム）の静注にて治療を行うことが重要である．本邦で使用されているペニシリンGカリウムには，1V（100万単位）あたりに59.8 mg（1.53 mEq）のカリウムが含有されているため，高用量の使用の際には**高カリウム血症**に注意が必要である．点滴静注もしくは持続静注のいずれも使用可能だが，持続静注の際には，含有するカリウムに応じた溶媒による希釈が適宜必要であり，**輸液負荷・末梢静脈の血管炎**にも注意が必要である．

### ❷ プロベネシド（ベネシッド®）

プロベネシド（ベネシッド®）はもともとペニシリン系抗菌薬の血中濃度を上げる目的で開発された化合物であり，現在は主に尿酸降下薬として使用されている．プロベネシドはペニシリンの腎尿細管における排泄を抑制し，梅毒治療に有効な血中濃度を維持することができる．一方で，アスピリン，メト

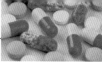

## 表1　各国のガイドラインにおける梅毒の治療薬の比較

| | WHO (2016)[4] | CDC (米国, 2015)[7] | BASHH (UK, 2016)[3] | 日本性感染症学会 (日本, 2020)[10] |
|---|---|---|---|---|
| **早期梅毒**<br>第1期・<br>第2期梅毒<br>早期潜伏梅毒 | 第1選択<br>・ベンザチンペニシリンG 240万単位筋注（単回投与）<br><br>第2選択<br>・DOXY 1回100 mg 1日2回 内服（14日間）<br>・AZM 1回2 g内服（単回）<br>・CTRX 1回1 g1日1回筋注（10〜14日間） | ・ベンザチンペニシリンG 240万単位筋注（単回投与）<br><br>※ペニシリンアレルギーの場合<br>・DOXY 1回100 mg 1日2回 内服（14日間） | 第1選択<br>・ベンザチンペニシリンG 240万単位筋注（単回投与）<br><br>第2選択<br>・AMPC 1回500 mg + プロベネシド1回500 mg 1日4回 内服（14日間）<br>・DOXY 1回100 mg 1日2回 内服（14日間）<br>・AZM 1回500 mg 1日1回 内服（14日間）<br>・CTRX 500 mg 1日1回 筋注（10日間） | 第1選択<br>・AMPC 1回500 mg 1日3回 内服（28日間）<br><br>第2選択<br>・MINO 1回100 mg 1日2回 内服（28日間）<br>（※本邦ではDOXYが梅毒への保険適応がないため） |
| **後期梅毒**<br>後期潜伏梅毒<br>第3期梅毒 | ・ベンザチンペニシリンG 240万単位 筋注 週1回（3週間） | ・ベンザチンペニシリンG 240万単位筋注 週1回（3週間） | ・ベンザチンペニシリンG 240万単位筋注 週1回（3週間） | |
| 神経梅毒 | | ・水溶性ペニシリンG 1回300万〜400万単位 4時間ごともしくは1,800〜2,400万単位を24時間持続静注（10〜14日間） | ・水溶性ペニシリンG 1回300万〜400万単位 4時間ごと（14日間） | ・水溶性ペニシリンG 1回200万〜400万単位 4時間ごともしくは1,200万〜2,400万単位を24時間持続静注（10〜14日間） |

WHO：World Health Organization，CDC：Centors of Disease Control and Prevention，BASHH：British Association for Sexual Health and HIV，AMPC：アモキシシリン，CTRX：セフトリアキソン，AZM：アジスロマイシン，MINO：ミノサイクリン，DOXY：ドキシサイクリン

トレキサート，ワルファリン，サルファ剤などのほかの薬剤も血中濃度を上昇させるため，使用の際には併用薬の確認が必要である[12].

## 4）実際の処方例

早期梅毒の治療に関しては，筆者はアモキシシリン1回2〜3 g1日2回＋プロベネシド（ベネシッド®）1回500 mg 1日2回 14日間で治療していることが多い[9].後期潜伏梅毒に関しては，よりデータが少ないが，上記のレジメンの治療期間を28日間に延長もしくはアモキシシリン単独で治療を行っている．とはいえ，筋注用ペニシリン以外の後期潜伏梅毒治療における明確な根拠のある投与量・治療期間の基準はない．

### 【処方例】

① 20歳男性．CSWの女性とのコンドームを用いない性交渉の後に，3週間ほどして陰茎部に痛みを伴わない硬結があることに気づいて受診した．
診断：第1期梅毒
治療：アモキシシリン1回3 g1日2回＋プロベネシド1回500 mg 1日2回14日間

② 35歳男性．発熱・手掌と足底部を含めた全身の紅斑にて受診した．3カ月前に不特定多数の女性との性交渉があった．
診断：第2期梅毒
治療：アモキシシリン1回3 g1日2回＋プロベネシド1回500 mg 1日2回14日間

③ 60歳男性．特に症状はないが，たまたま検査を行った際にTPHA・RPRが陽性となり，受診した．
診断：後期潜伏梅毒
治療：アモキシシリン1回3 g1日2回＋プロベネシド1回500 mg 1日2回28日間

表2　各国のガイドラインにおける淋菌感染症の治療薬の比較

| | WHO (2016)[13] | CDC (米国, 2020)[14] | BASHH (UK, 2016)[3] | 日本性感染症学会 (日本, 2020)[10] |
|---|---|---|---|---|
| 単純性淋菌感染症 淋菌性尿道炎・子宮頸管炎・咽頭炎・直腸炎 | 第1選択 ・CTRX 250 mg 筋注（単回投与）<br><br>第2選択 ※咽頭炎を除く ・セフィキシム 400 mg ＋ AZM 1 g 内服（単回投与） | 第1選択 ・CTRX 500 mg 筋注（単回投与）<br><br>第2選択 ※咽頭炎を除く ・GM 240 mg 筋注 ＋ AZM 2 g 内服（単回投与） | 第1選択 ・CTRX 1 g 筋注（単回投与）<br><br>第2選択 ・GM 240 mg 筋注 ＋ AZM 2 g 内服（単回投与） ・CPFX 500 mg 内服（単回投与） ※感受性判明した例のみ | 第1選択 ・CTRX 1 g 点滴静注（単回投与）<br><br>第2選択 ※咽頭炎を除く ・SPCM 2 g 筋注（単回投与） |
| 前立腺炎/精巣上体炎 | 記載なし | ・CTRX 250 mg 筋注 ＋ DOXY 100 mg 1日2回（10日間） | ・CTRX 1 g 1日1回を治療レジメンに追加 | ・CTRX 1 g 点滴静注 1日1〜2回（7日間） |
| 骨盤内炎症性疾患 | 記載なし | ・CTRX 250 mg 筋注 ＋ DOXY 100 mg 1日2回（14日間） | ・CTRX 1 g 1日1回を治療レジメンに追加 | ・CTRX 1 g 点滴静注 1日1〜2回（7日間） |
| 播種性淋菌感染症 | 記載なし | ・CTRX 1 g 筋注 or 点滴静注（最低7日間） | ・CTRX 1 g 1日1回（7日間） | ・CTRX 1 g 点滴静注 1日1回（3〜7日間） |

SPCM：スペクチノマイシン，GM：ゲンタマイシン，CPFX：シプロフロキサシン

④50歳男性．第2期梅毒の診断となり，髄液検査を行ったところ，神経梅毒の診断となった．特に神経症状は認めなかった．
　診断：第2期梅毒＋早期神経梅毒
　治療：ペニシリンG 2,400万単位24時間持続静注 14日間

## 2. 淋菌感染症
### 1）淋菌感染症とその病態

淋菌（*Neisseria gonorrhrea*）は *Chlamydia trachomatis* についで頻度の高いSTI（sexually transmitted infection，性感染症）の原因菌である．淋菌は，保菌者との性交渉（オーラルセックス・アナルセックスを含む）の際に，円柱上皮や立方上皮に付着し，主に尿道・咽頭・子宮頸部・腟・結膜・直腸などに感染する[2]．**病態としては，合併症のない単純性淋菌感染症（淋菌性尿道炎・子宮頸管炎・咽頭炎・直腸炎）と，その他の感染症（前立腺炎/精巣上体炎・骨盤内炎症性疾患・播種性淋菌感染症）に分類することが多く，治療期間・治療薬が異なる**（表2）[3, 7, 9, 13, 14]．

### 2）淋菌感染症の治療薬

淋菌感染症を含むSTIの治療に関しては，治療のアドヒアランスも考慮して，単回投与で，副作用が少なく，費用が安価で，経口投与できる薬剤が推奨される．しかし残念ながら，現在は耐性菌の増加のため，淋菌治療に際して，第1選択薬として経口投与できる薬剤がない状況である．

淋菌感染症の治療の歴史は耐性の歴史でもあり，当初，淋菌はペニシリン系薬剤，テトラサイクリン系薬剤，マクロライド系薬剤，フルオロキノロン系薬剤に一様に感受性があったが，現在これらの薬剤は経験的治療としては適さない[7]．特に，**米国CDCは2007年の時点で，淋菌感染症の治療にフルオロキノロン系薬剤を使用しないよう勧告している**[15]．

表3は福岡県における淋菌の耐性菌の割合を示したものだが，特にシプロフロキサシン耐性株が増加している[16]．現在でも，第3世代セファロリン系抗菌薬の感受性は良好ではあり，セフトリアキソン単剤治療が本邦での淋菌の治療の中心である．一方で，本邦でのセフトリアキソン耐性株の報告[17]もあり，今後の耐性株の増加には注意が必要である．

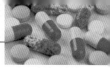

**表3　福岡県における淋菌の耐性率の変化**

| 薬剤 | 耐性率<br>（1996～2005年） | 耐性率<br>（2008～2016年） |
|------|------|------|
| セフィキシム | 18.0 % | 46.0 % |
| セフトリアキソン | 2.5 % | 4.0 % |
| シプロフロキサシン | 46.5 % | 73.5 % |
| アジスロマイシン | 0 % | 14.5 % |
| テトラサイクリン | 18.5 % | 18.0 % |
| スペクチノマイシン | 0 % | 0 % |
| ペニシリン | 28.5 % | 17.5 % |

文献16より作成.

### ❶ セフトリアキソン

セフトリアキソンなどの第3世代セファロスポリン系抗菌薬は淋菌に対する第1選択薬となる薬剤である．CDCはセフトリアキソン耐性への懸念からアジスロマイシンとの併用を推奨していたが，アジスロマイシン耐性の増加やAntimicrobial stewardship（抗菌薬適正使用支援）の観点からは，セフトリアキソンの単剤投与が推奨となっている[14]．

セフトリアキソンの用量は，以前は250 mgが推奨されていたが，淋菌感染症治療に必要な血中濃度を確実に維持できない可能性があり，500 mg～1 gの投与が望ましい[3, 14]．投与方法は筋注・点滴静注のいずれも可能であり，本邦ではセフトリアキソン1 g点滴静注が推奨されている（添付文書での適応は点滴静注のみ）[9, 10]．また，**第3世代セファロスポリン系抗菌薬の経口薬はbioavailabilityの低さと投与量の少なさにより治療失敗の可能性があるため，推奨されない**．

投与期間は，単純性淋菌感染症（淋菌性尿道炎・子宮頸管炎・咽頭炎・直腸炎）の場合には単回投与で十分である．また，淋菌が起因菌の前立腺炎／精巣上体炎・骨盤内炎症性疾患・播種性淋菌感染症においては，7日以上の治療期間が必要となる[3, 7, 13, 14]．

### ❷ その他の薬剤

淋菌感染症治療の代替薬は，ゲンタマイシン＋アジスロマイシン，スペクチノマイシンなどである．単純性淋菌感染症の場合でも，咽頭病変は除菌が困難であり，セフトリアキソン以外での治癒が難しい点には注意が必要である[3, 7, 13, 14]．フルオロキノロ

ン系抗菌薬も感性であれば，使用は可能だが，現在の日本では耐性率が非常に高く，経験的治療には推奨できない．

## 3）実際の処方例

- ・25歳男性．コンドームを使用しない性交渉の3日後に，排尿時痛が出現し，漿液性の尿道分泌物が徐々に膿性になってきた．尿道分泌物のグラム染色を行ったところ，グラム陰性双球菌を認めた．

診断：淋菌性尿道炎
治療：セフトリアキソン1 g点滴静注　単回投与
※非淋菌性尿道炎の合併を考慮して，アジスロマイシンもしくはドキシサイクリンの追加も検討する．

### 引用文献

1) Golden MR, et al：Update on syphilis：resurgence of an old problem. JAMA, 290：1510-1514, 2003 （PMID：13129993）
2) Tramont EC：Treponema pallidum （Syphilis）. 「Mandell Douglas and Bennett's Principles and Practice of Infectious Diseases, 7th Edition」（Bennett JE, et al, eds）, Elsevier, 2009
3) Kingston M, et al：UK national guidelines on the management of syphilis 2015. Int J STD AIDS, 27：421-446, 2016 （PMID：26721608）
4) World Health Organization：WHO guidelines for the Treatment of Treponema pallidum （syphilis）. 2016 http://apps.who.int/iris/bitstream/handle/10665/249572/9789241549806-eng.pdf （2021年7月閲覧）
5) O'Mahony C, et al：Treponemicidal levels of amoxicillin can be achieved in cerebrospinal fluid following oral treatment with only 4 g amoxicillin and 2 g probenecid daily in late stage syphilis. Int J STD AIDS, 23：758, 2012 （PMID：23104754）
6) 池内和彦，他：梅毒に対するアモキシシリン1,500 mg内服治療の臨床的効果．感染症学雑誌，92：358-364，2018
7) Workowski KA & Bolan GA：Sexually transmitted diseases treatment guidelines, 2015. MMWR Recomm Rep, 64：1-137, 2015 （PMID：26042815）
8) Ropper AH：Neurosyphilis. N Engl J Med, 381：1358-1363, 2019 （PMID：31577877）
9) 「レジデントのための感染症診療マニュアル 第4版」（青木 眞／著），医学書院，2020
10) 「性感染症診断・治療ガイドライン2020」（日本性感染症学会／編），診断と治療社，2020

11) Tanizaki R, et al：High-dose oral amoxicillin plus probenecid is highly effective for syphilis in patients with HIV infection. Clin Infect Dis, 61：177-183, 2015（PMID：25829004）

12) 科研製薬株式会社：医薬品インタビューフォーム ベネシッド®錠 250 mg. 2011
http://www.kaken.co.jp/medical/if/benecid_201107if.pdf

13) World Health Organization：The Gonococcal Antimicrobial Surveillance Programme（GASP）
https://www.who.int/reproductivehealth/topics/rtis/gonococcal_resistance/en/（2021年7月閲覧）

14) St Cyr S, et al：Update to CDC's Treatment Guidelines for Gonococcal Infection, 2020. MMWR Morb Mortal Wkly Rep, 69：1911-1916, 2020（PMID：33332296）

15) Centers for Disease Control and Prevention（CDC）：Update to CDC's sexually transmitted diseases treatment guidelines, 2006：fluoroquinolones no longer recommended for treatment of gonococcal infections. MMWR Morb Mortal Wkly Rep, 56：332-336, 2007（PMID：17431378）

16) Tanaka M, et al：Antimicrobial resistance and molecular characterisation of Neisseria gonorrhoeae isolates in Fukuoka, Japan, 1996-2016. J Glob Antimicrob Resist, 17：3-7, 2019（PMID：30448519）

17) Lee K, et al：Clonal expansion and spread of the ceftriaxone-resistant Neisseria gonorrhoeae strain FC428, identified in Japan in 2015, and closely related isolates. J Antimicrob Chemother, 74 ： 1812-1819, 2019（PMID：31002306）

【著者プロフィール】
早野聡史（Satoshi Hayano）
熊本赤十字病院 内科

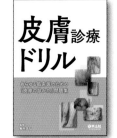

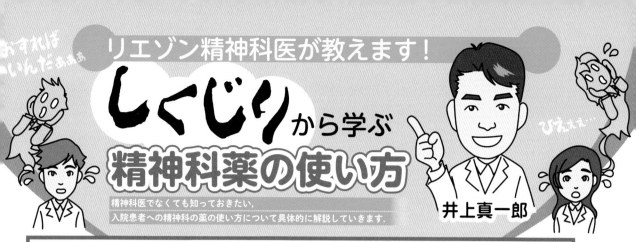

リエゾン精神科医が教えます！

# しくじりから学ぶ 精神科薬の使い方

精神科医でなくても知っておきたい，
入院患者への精神科の薬の使い方について具体的に解説していきます．

井上真一郎

## Case4 せん妄（過活動型せん妄）

### せん妄対応に難渋し，長期の身体拘束で DVT を併発してしまったケース

**井上**　前回（2021 年 11 月号）のテーマは「低活動型せん妄」でしたが，今回はいよいよ「過活動型せん妄」です．

**研修医**　うちの病棟でも，毎晩のように点滴を引っこ抜かれたり，安静が保てずベッドから転落したりして，本当に困っています．

**井上**　入院患者さんは年々高齢化しているし，せん妄の患者さんも増え続けていますよね．では症例から始めていきましょう．

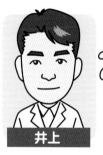
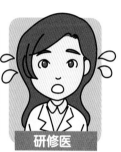

井上　　研修医

---

**CASE**　76 歳男性．軽度認知症あり．肺がんで外来治療中だったが，肺炎を認めたため入院となった．糖尿病の既往はない．抗菌薬にて肺炎は少しずつ改善してきたが，入院 5 日目の夕方になって突然表情が険しくなり，落ち着きのない様子がみられた．痛みが強くなったものと判断してモルヒネを開始・増量したところ，夜中に大声で叫ぶなど興奮状態となった．不穏時指示のリスペリドン 0.5 mg を 2 回投与するも効果は乏しく，0 時を回ったため 3 回目の投与は見送ったが，興奮状態が続くため身体拘束を行った．朝になって患者は「外してくれー！」と訴えるも，病棟スタッフからは「身体拘束を解除すると，また暴れるのではないか？」という意見が大半を占め，それ以降も身体拘束を続けた．薬については，定時薬としてリスペリドン 1 mg とトラゾドン 25 mg，抑肝散 2.5 g を投与するも効果は乏しく，連日のようにハロペリドールの点滴を施行したが入眠には至らなかった．その後，下肢の腫脹や熱感を認めるようになり，血液生化学検査にて D-ダイマー著明高値が判明し，深部静脈血栓症（deep venous thrombosis：DVT）と診断された．

## 今回のしくじりポイントは7つ！

井上 　さすがに盛り込み過ぎた気もしますが，しくじりポイントは全部で7つあります．

研修医 　えっ…．7つも，ですか？？

井上 　ぜひ頑張って探してみてください．今回は特に多いので，先に答えをお示ししてから，順に解説していきたいと思います．

研修医 　私，結局2つしかみつかりませんでした…（泣）．

> **point**
> ① 「せん妄」なのに「痛みの悪化」と判断してしまい，モルヒネを投与してしまった
> ② 「次の日に眠気が残るかもしれない」ことを懸念し，「0時を過ぎたので頓服薬を使わない」という判断をしてしまった
> ③ 不穏時指示をリスペリドンにしてしまった
> ④ 不穏時指示のハロペリドールを「点滴」にしてしまった
> ⑤ 1種類の薬を十分量まで増量することなく，次々と併用してしまった
> ⑥ 「せん妄」の原因検索をしておらず，薬の調整に終始してしまった
> ⑦ 安易に身体拘束を続けてしまった

## ▶ 1. 「せん妄」なのに「痛みの悪化」と判断してしまい，モルヒネを投与してしまった

研修医 　ということは，この患者さんは，痛みで落ち着かなくなったわけではなかったのですね？

井上 　もちろん，痛みが悪化している可能性も否定はできません．ただ，背景に認知症のある患者さんが顔をしかめていると，医療スタッフの先入観で「（おそらく）痛みが強いのだろう」と判断してしまうことはよくあります．特に，がんの患者さんは痛みを訴えることが多いですし，「疼痛時」の頓服指示が出ていると，看護師さんは十分なアセスメントを行わず，つい鎮痛薬を使いがちです．痛みが強くなったのではなく実はせん妄で落ち着かなかったとしたら，オピオイドの投与によってせん妄がさらに悪くなってしまいますよね．

研修医 　なるほど．では，本当に痛みがあるのか，それともせん妄なのかは，どのように評価すればよいのでしょうか？

井上 　やはり，「落ち着かない」という症状をみたときに，まずは第一にせん妄の可能性を疑うことです．そして，前回説明したように，見当識障害や注意障害の有無を確認しましょう．

研修医 　「入院患者に何らかの精神症状があれば，まずはせん妄の可能性を疑う」でしたね．

井上 　そうですね．そのほか，痛みの訴えがあったときに痛む場所について何度か確認したり，質問のしかたを変えてみたり（「痛みはありますか？」と尋ねた後，しばらくしてから「痛みはありませんか？」などと，同じことを違う表現で尋ねてみる）して，その回答に一貫性があるかどうかを確認することも有用です．

研修医 　何でも「はい」「はい」と答える場合は，質問の内容をよく理解しないままに返事をしている可能性が高いので，せん妄を疑えばよいのですね．

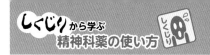

井上　　その通りです.

① せん妄ハイリスクの患者が特に夕方以降に痛みを強く訴えた際，すぐに鎮痛薬を投与するのではなく，まずはせん妄の可能性を考えて見当識障害や注意障害の有無を確認する

② せん妄であれば，特にオピオイドの開始・増量はせん妄の悪化につながる可能性があるため，できる限り使用を避けるとともに，抗精神病薬の投与を検討する

## ▶ 2. 「次の日に眠気が残るかもしれない」ことを懸念し，「0時を過ぎたので頓服薬を使わない」という判断をしてしまった

研修医　では，頓服薬は0時を過ぎても使ったほうがよかった，ということでしょうか？

井上　　いえ，必ずしもそうとは限りません. 実際にはケースバイケースで，「次の日に眠気が残る可能性」と「それでも使うことのメリット」を天秤にかけることが大切です. ただ，私が気になるのは，0時を過ぎて何も使える薬がないと，看護師さんは現場でとても困るのではないかということです.

研修医　確かに. 私が当直中にせん妄の患者さんのことで起こされたとき，正直なところ「看護師さんたちで何とかしてよ〜」と思ったのですが，病棟に行くとそのたいへんさがよくわかりました.

井上　　それはよい経験をしましたね. せん妄の患者さんは"夜行性"ですから，看護師さんの苦労は医師にはわかりにくいようです. 昼におとなしかった患者さんが，夜になって徘徊したり，全裸になったり，暴力的になったり…. 夜勤の看護師さんは，本当にたいへんな思いをしています.

研修医　では，0時を過ぎてから薬を使うのも，ある意味ではやむをえないということですね.

井上　　私はそう考えています. 薬を使わずに様子をみることで，結局徘徊して転倒につながる場合がありますし，安易な身体拘束も決してよいと思えません.

研修医　もし次の日に眠気が残れば，また薬剤調整をすればよいのですね.

井上　　まさにその通りで，そこでリカバーができるのです. あと，頓服を使うかどうかの判断は看護師さんに委ねられますが，実際に指示を出すのは医師なので，医師は看護師さんに，「何時までなら頓服を使ってよいのか」などを具体的に伝えておくのがよいでしょう.

研修医　わかりました！ 特に最初のうちは，あまり時間を気にせず使ってもらうようにします.

① 0時を過ぎても頓服薬を使うような，やむをえないケースがあることを，あらかじめ看護師さんと共有しておく

② もし0時を過ぎて頓服薬を投与した場合は，必ず翌日に診察し，薬剤調整を行う（例：翌日の午後になっても眠気が強く残っている場合は，眠前の定時薬は中止して頓服指示からスタートとし，不眠時指示を「0時までの頓服薬」と「0時以降の頓服薬」に分けて出すようにする. その際，「0時以降の頓服薬」については，1回量を少なめに設定するのがよい）

## ▶ 3. 不穏時指示をリスペリドンにしてしまった

研修医 ということは，ここはリスペリドン（リスパダール®）ではなく，不穏時指示として何を出せば よかったのでしょうか？

井上 不穏のときには鎮静効果が必要であることを考えると，クエチアピンのほうがよかったと思います．ここでは，岡山大学病院精神科リエゾンチームが院内で推奨している不眠時・不穏時指示を紹介します（図）.

研修医 このフローチャートによると，不穏時，つまり過活動型せん妄の発症時は，まず糖尿病があるかどうかを確認して，なければクエチアピン，あればリスペリドン，ということですね.

井上 その通りです．リスペリドンは強い幻覚・妄想効果をもつものの，鎮静効果はやや弱い薬です. それに対して，クエチアピンは幻覚・妄想効果は弱いのですが，鎮静効果がきわめて強いという特徴があります．なお，クエチアピンは半減期が短く，持ち越しもきわめて少ない薬です.

研修医 同じ抗精神病薬でも，薬理作用はほぼ真逆なんですね．だから，不穏の場合は，鎮静効果の強いクエチアピンが第1選択薬になるのですね．次の日への持ち越しという意味でも，クエチアピンの方がよかったということでしょうか？

井上 そうですね．そのほか，例えば透析患者など腎機能障害が高度な場合は，腎排泄率の高いリスペリドンでは効果が強く出すぎることがあるため，ペロスピロン（ルーラン®）を出すこともあります．ちなみに，ハロペリドール，リスペリドン，クエチアピン，ペロスピロンの4剤は，適

---

**不眠時**

トラゾドン（レスリン®/ デジレル®）
1 回 25 mg
30 分あけて計 3 回まで OK

> 25～150 mg/日
> 適度な鎮静効果があり，翌朝への持ち越しも少ない

**不穏時**

[糖尿病なし]

クエチアピン（セロクエル®）
1 回 25 mg
30 分あけて計 3 回まで OK
＊糖尿病には禁忌のため，投与前に必ず確認が必要

> 25～150 mg/日
> 強力な鎮静効果があり，翌朝への持ち越しも少ない

[糖尿病あり]

リスペリドン（リスパダール®内用液）
1 回 0.5 mL（リスペリドンとして 0.5 mg）
30 分あけて計 3 回まで OK

> 0.5～3 mg/日
> 幻覚・妄想効果は強いが，鎮静効果はやや弱い.
> 腎機能が悪い場合，効果が遷延することがある

**内服不可時**

ハロペリドール（セレネース®注）
1 回 1/4 A＋生食 20 mL 静注
30 分あけて計 3 回まで OK
＊パーキンソン病，レビー小体型認知症，
　重症心不全には禁忌のため，投与前に必ず確認が必要

> 1/4～3 A/日
> 幻覚・妄想効果は強いが，鎮静効果はやや弱い.
> パーキンソニズムに注意

図 ● 不眠・不穏時指示の例（岡山大学病院精神科リエゾンチーム推奨）

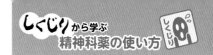

応外使用ではあるものの,「器質的疾患に伴うせん妄」に対して処方した場合,レセプト審査上は認められています.

研修医　よくわかりました.1つ質問なのですが,不眠時指示は,やはりトラゾドンがよいのでしょうか? 実は,前にうちの病院でトラゾドンを使った先生が,上層部から「トラゾドンって抗うつ薬だけど,エビデンスはあるの?」って聞かれて,少し困ったという話を聞きました.

井上　トラゾドンは適度な鎮静効果があって翌日への持ち越しは少なく,経験上とても使いやすい薬だと思います.ただ,確かにエビデンスという点では,これまで質の高い研究報告はありませんでした.最近になって,がん患者さんのせん妄に対するトラゾドンの有用性を示す論文[1] が本邦から発表されたので,もしエビデンスに関して説明する必要がある際には,これを引用したらよいと思います.

研修医　とても助かります!

井上　ただし,今後は不眠時指示として,トラゾドンに代わって不眠症に保険適応をもつレンボレキサント(デエビゴ®)が一般的になってくるかもしれません.レンボレキサントは効果発現がすみやかなため,頓服として有用です.またそれだけでなく,用量に幅があるため,例えば「不眠時　1回目:デエビゴ® 5 mg,2回目:デエビゴ® 2.5 mg,3回目:デエビゴ® 2.5 mg」のような使い方が可能です.

研修医　簡易懸濁が可能という点も,入院患者さんで使いやすいということでしたよね(2021年9月号参照).

井上　その通りです.よく覚えていましたね.

point
① 不穏時指示は,糖尿病がない患者の場合,鎮静効果の強いクエチアピンを第1選択にする
② 糖尿病がある場合はリスペリドンを選択するが,腎機能障害が高度な場合ではペロスピロンも候補に入れておく

## ▶ 4. 不穏時指示のハロペリドールを「点滴」にしてしまった

井上　不穏時は,興奮が強くて内服が難しいケースもあるため,注射の指示を出しておきましょう.

研修医　抗精神病薬の注射となると,ハロペリドールくらいしかないですよね?

井上　まずはハロペリドールの指示でよいのですが,ハロペリドールって,実は鎮静効果が少ないって知っていましたか?

研修医　えっ? そうなんですか?? 統合失調症に使う薬なので,てっきり鎮静効果は強いと思っていました.

井上　もちろん,ハロペリドールでよく眠れる患者さんもいますが,ハロペリドールはそもそも幻覚・妄想効果が強く,鎮静効果がやや弱い薬なんです.

研修医　そうなんですか.では,同じ抗精神病薬のなかでも,リスペリドンに似ているのですね.

井上　よく気づきましたね.ハロペリドールの幻覚・妄想に対する効果はそのままに,パーキンソニズムなどの副作用が少なくなるよう改良されたものがリスペリドン,と理解しておきましょう.

研修医　それ，すごくわかりやすいです．

井上　このケースでは，ハロペリドールを何度か点滴されていましたが，すでに説明したようにハロペリドールの鎮静効果は弱いので，効かない場合はヒドロキシジン（アタラックス®-P）と併用するのがよいでしょう．

研修医　わかりました．ハロペリドールを使ってもあまり鎮静がかからない場合は，どんどん量を増やすのではなく，ヒドロキシジンを併用するようにしてみます．ハロペリドールとヒドロキシジンを混ぜて，点滴で落とせばよいのですね？

井上　現場で点滴の指示をみかけることは多いのですが，本当に点滴で大丈夫でしょうか？

研修医　不穏の場合は，すぐに効果が出るほうがよいので，点滴はまどろっこしいですね．

井上　それもありますし，不穏が強い場合は，点滴中にラインを抜かれてしまいかねません．また，長時間点滴を強いることで患者さんは不快に感じ，せん妄が悪化する可能性もありますよね．

研修医　なるほど！

井上　不穏時の指示は，できれば点滴ではなく，ワンショットの指示がよいでしょう．また，ヒドロキシジンの鎮静効果は比較的弱いので，25 mgではなくベースを50 mgにすることをオススメします．

研修医　これからは気をつけます！

point
① 不穏で内服が難しい場合に備えて，ハロペリドール静注の指示を出すようにする
② ハロペリドールは鎮静作用が弱いため，効果が乏しい場合はヒドロキシジンの併用を検討する
例）ハロペリドール（セレネース®注）0.5A＋ヒドロキシジン（アタラックス®-P注射液 50 mg/mL）1A＋生食20 mL
1分以上かけて緩徐に静注　30分あけて計3回までOK
＊添付文書に準じて「1分以上かけて緩徐に」の指示とするが，フルニトラゼパムなどのような呼吸抑制はきたさない

## ▶ 5. 1種類の薬を十分量まで増量することなく，次々と併用してしまった

研修医　このケースでは，リスペリドン1 mgとトラゾドン25 mg，そして抑肝散2.5 gに加えて，さらにハロペリドールが使われています．

井上　私はこれを，「ふりかけ処方」と呼んでいます（苦笑）．ここまで多剤になってしまうと，何が効いていて何が効いていないかが，さっぱりわかりません．

研修医　確かに，そう言われてみるとそうですね．でも，実は私もよくやっている気がします…（反省）．どうすればよかったのでしょうか？

井上　単純なことで，まずは使っている薬を，十分量まで増やすことです．リスペリドンなら3 mgまで，トラゾドンなら150 mgくらいまでは増やしたうえで評価を行いましょう．

研修医　例えば，リスペリドンを3mgまで増量しても全然効いていない場合は，どうすればよいのでしょうか？

井上　もし全然効いていないということであれば，私ならリスペリドンは中止してほかの薬に切り替えます．ただ，リスペリドンで少しは効いているけど，副作用などの面からこれ以上の増量が難しいということであれば，リスペリドンはそのまま残しておいて，ほかの薬をアドオン（上乗せ）します．

研修医　単剤でいくか，併用するかどうかの判断は，そのあたりがポイントになるのですね．

井上　そうですね．ただし，原則的には，なるべく単剤で調整をしましょう．また，もし併用するなら，できれば作用機序の違う薬がよいでしょう．

研修医　それこそ，ハロペリドールとリスペリドンの併用は，あまり理にかなっていないわけですね．

井上　その通りです．

point
① せん妄の薬物療法では，原則として単剤で十分量まで増量して効果を判定する
② もし十分量まで増量しても効果を認めない場合は中止し，他剤に切り替える
③ 一定の効果を認めるもののこれ以上の増量が難しい場合，他剤を併用する

# ▶ 6. 「せん妄」の原因検索をしておらず，薬の調整に終始してしまった

# ▶ 7. 安易に身体拘束を続けてしまった

井上　患者さんがせん妄を発症した場合，薬物療法ばかりを重視していませんか？

研修医　そう言われると，そうかもしれません．看護師さんからも「先生！もっと薬を調整してください！！」と何度も迫られますし…．

井上　そうですよね．私はこれまで，リエゾン精神科医として数多くのせん妄のコンサルトを受けてきましたが，主治医の先生がせん妄の「原因精査」を行っていないことも多いように感じています．行っていないどころか，残念ながらそのような視点をもっていない先生もおられるのです．

研修医　そうなんですか？？

井上　薬物療法はあくまでも対症療法であって，薬がせん妄を治すのではありません．せん妄を治しているのは，低ナトリウム血症が原因のせん妄ならナトリウムの補正，ステロイドによるせん妄ならステロイドの漸減・中止，ということです．

研修医　このケースでは，肺炎がよくなってきたにもかかわらずせん妄を発症したので，肺炎が原因のせん妄とは限らないですね．

井上　そうですね．発熱している患者さんに，ロキソプロフェンを延々と出し続けるだけの医師はさすがにいないと思います．このケースでも，薬物療法に終始するのではなく，血液検査を行ったり，投与薬剤を見直したり，場合によっては頭部精査を検討するなど，改めてせん妄の原因を調べることが大切です．

研修医　原因をつきとめて，それを取り除くことでせん妄が治れば，延々と身体拘束を続ける必要もなかったわけですね.

井上　その通りです. いったん身体拘束を開始すると，毎日その必要性についてスタッフ間で検討していても，やはり「また暴れないか？」「またラインを抜かれるのでは？」などという意見が出て，結局延々と身体拘束が続けられてしまうことになります.

研修医　身体拘束も，せん妄の促進因子の1つですよね.

井上　その通りです. せん妄の患者さんを身体拘束していること自体が，余計にせん妄を悪くしてしまう，という悪循環です. こうなると，いつまで経っても「せん妄が強いから身体拘束を解除できない」となってしまいます.

研修医　なるほど. では，身体拘束を解除するタイミングって，いつでしょうか？

井上　よい質問ですね. 逆に聞きますが，せん妄に対して使った薬を減らしていくタイミングって，いつですか？

研修医　えぇっと…. せん妄の原因が取り除かれたとき，でしょうか？

井上　大正解です！低ナトリウム血症が原因のせん妄であれば，ナトリウムが補正されたタイミングで，クエチアピンを少しずつ減らしていくことになります.

研修医　ということは，身体拘束も同じですね. せん妄の原因がなくなった段階で，例えば日中はフリーにするなど，徐々に拘束を解除していけばいいんですね.

井上　その通りです. 素晴らしいですね. その認識を，医療スタッフ全員がもつことが大切なんです. 先生は，もう大丈夫ですね（笑）.

研修医　ありがとうございます. もし身体拘束のカンファレンスに参加することがあれば，自信をもって発言したいと思います！

point
① せん妄の治療で最も大切なのは「原因の同定と除去」であり，薬物療法はあくまでも対症療法と心得る
② せん妄の原因が取り除かれた段階で，薬の減量・中止を行う
③ 身体拘束はせん妄の促進因子となるため，安易に行ってはならない
④ もし身体拘束を行った場合は，せん妄の原因が取り除かれた段階で解除を検討していく

井上　今回は特に内容が濃かったので，よく復習しておいてください. もし，「もっとせん妄について勉強してみたい！」と思ったら，『せん妄診療実践マニュアル（羊土社）』をぜひご覧ください.

研修医　早速，購入します！

井上　次回は「うつ病・適応障害」がテーマです. またお会いしましょう.

研修医　だんだん，精神科の薬が身近に感じるようになってきました. 次もよろしくお願いします！

しくじりから学ぶ 精神科薬の使い方

## Column

## リエゾン精神科医の魅力とは？ 〜リエゾン精神科医の美学

　日本医科大学多摩永山病院精神神経科の和田佐保です．

　精神科医になる以前，私は外科医として診療にあたっていました．当時は精神科だけでなく，緩和ケア科や感染症科などのリエゾン科にコンサルトをする側でしたが，正直なところリエゾン科に対するイメージはあまりよいものではありませんでした．

　例えば，感染症科に血培陽性の患者さんについてコンサルトをすると，必ず「2週間点滴で抗菌薬を投与してください」という返事が返ってきました．どんなに全身状態が落ち着いていようと，患者さんが早く退院したいと言おうと，上級医から「早く退院させて」とプレッシャーをかけられようと，1日数回の抗菌薬のためだけに2週間の入院が強いられる．その間に患者さんに何かあれば主科である外科が対応する．「口は出すのに責任はとらない」その理不尽さに憤り，私はしだいにコンサルトすることを避けるようになっていきました．

　しかしあるとき，新しく赴任した感染症医にコンサルトしたことがありました．当然いつものように決まりきった指示を出されるかと思っていたのですが，その先生は，「外科としては，いつ頃の退院を考えていますか？」と聞いてくれたのです．驚きとともに今までの経緯を話すと，その先生はこう言いました．「確かに感染症の専門家として譲れないこともあります．でも，外科の先生には外科医の美学があります．それを無視したら僕たちの思いは伝わらない」．

　その日以来，私のリエゾン科に対する印象と認識はがらりと変わりました．リエゾン精神科医となり，なかなか相手に自分の思いが伝わらず行き詰まることがあります．そうした時，私は「外科医には外科医の美学がある」という，あのときの先生の言葉を思い出します．

　相手の美学を尊重しながらも，精神科医としての専門性を最大限に発揮できるよう，「リエゾン精神科医の美学」を胸に，これからも患者さんやご家族，そして医療者と向き合っていきたいと思っています．

（和田佐保）

＊このショートコラムでは，リエゾン精神科医の魅力について，日本総合病院精神医学会・若手委員会のメンバーが，リレー方式でバトンをつないで執筆していきます．次回もお楽しみに！

## 引用文献

1 ）Maeda I, et al：Low-Dose Trazodone for Delirium in Patients with Cancer Who Received Specialist Palliative Care：A Multicenter Prospective Study. J Palliat Med, 24：914-918, 2021（PMID：33577386）

**井上真一郎**（Shinichiro Inoue）
岡山大学病院 精神科神経科
私の専門領域は，リエゾン精神医学，サイコオンコロジー（精神腫瘍学），および産業精神医学です．「せん妄」に軸足を置いて活動しており，現在日本総合病院精神医学会で若手委員会の委員長を務めています．今後の本連載にぜひご期待ください！

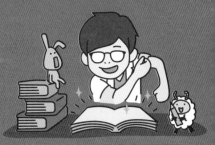

# Dr.ヤンデルの勝手に索引作ります！

通読できるように作られた医学書の索引を、市原が勝手に作り直して遊びます。

市原 真

## 第14回
## 麻酔科研修で勝手に索引！

**やさしくわかる！**
**麻酔科研修**

讃岐美智義／著

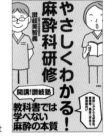

||| 今回のお題本

- 定価3,190円（本体 2,900円+税10％）
- A5判 ● 280頁 ● 学研メディカル秀潤社

麻酔科の本である．本の帯には誇らしげに「重版出来！」の文字が踊る．えっ，麻酔科の本が重版するの，すごいな．マジか．いいな．病理の本も重版しないかな．

というわけで，今日のはだいぶ売れ筋の本である．もう売れているのだから，容赦はしない（笑）．今日はとことん正直に書こう．別にいつもウソは書いていないけれど，今回に関してはタテマエ的な部分をとことん排除する．選書すると決めたらほめる，なんてつまらない原稿にはしないぞ！

これまで無数の医学書を読んできて，ツイッターでも医書マニアと（自）称される私ではあるが，さすがに病理医と麻酔科は接点ないわ……と思って，麻酔科領域の書籍はついぞ読んで来なかった．精神科の本もスポーツ整形の本も美容整形の本も買い求めてきた私が，麻酔科だけは変わらず，ノーマークのままであった．

私にとっての麻酔科は，「日常でまずめったに訪れない，医療界で一番遠い場所」である．北海道民にとっての四国とか山陰みたいなイメージ．札幌からの物理的な距離で言えば沖縄が一番遠いのだけれど，札幌と那覇の間には直行便がある（※季節限定）のに対し，四国と山陰へは飛行機を乗り継がないとたどり着けない．リアルにめんどくさい遠さだ．麻酔科はこれに似ており，外科などに「中継」してもらわない限り，病理医である私はまずたどり着くことがない，心の距離の遠い科であった．

しかし，だからと言って麻酔科の書籍すら読まないというのは，今にして思うと「機会損失」であった．最近ようやく，「医師を続けるなら，麻酔科の本を読まないのはもったいないのでは？」と気づいた．そのきっかけとなったのは，ほかでもない，あなたが今お読みになっているこの「勝手に索引！」であったのだ．

本連載の第4回で，私は『研修医のための外科の診かた、動きかた』[1] という本を取り上げた．この中で，私は該当書籍を評して以下のように述べた．

「疾病に関わらず，患者の状態を維持するための知恵」が満載だ

「手技的な科」の最たる所であろうと思い込んでいた外科の本に，病棟管理のノウハウがあれこれ書かれていることに，1年前の私は少なからぬ衝撃を受けた．「患者の状態を維持する仕事」に多くの医師・医療者がけっこうな労力を割き，頭を悩ましていることを知り，興味をもつようになった．

維持管理の本って，これまで全然読んでこなかったけど，もしかして，おもしろいんじゃないか？

『外科の診かた』[1] も非常にいい本だったが，維持管理といえば麻酔科の本を読むべきだろう．そう気づいて，ひそかに，連載で取り上げる予定がまだ立っていなかった麻酔科の本を探し始めた．

そんな私がようやく出会ったのが，今回紹介する『やさしくわかる！麻酔科研修』だったのである．

少し前置きが長くなったが，今回の「勝手に索引」を見ていただこう．
Webでは完全版を公開．QRコードからぜひアクセスしてみてほしい．本稿では，索引の一部を抜き出しながら解説する．

▼第14回 完全索引

## 🐰 市原のオリジナル索引①

| 読み | 項目 | サブ項目 | 掲載ページ |
|---|---|---|---|
| Cをおお | 「C」を大きく作らず，マスクの上部で小さくして，下顎を引き上げる指の中指と環指に力を入れる | | 85 |
| MAC | MAC-awake | MAC-awakeは，50％のヒトが覚醒する濃度である | 151 |
| | | MAC-awakeの2倍である2×MAC-awake（＝0.66 MAC-awake）に近い0.7 MACで管理することが多い | 153 |
| McGRATH | McGRATH MACのブレードの湾曲に合わせて挿管チューブ（スタイレット）をあらかじめ曲げておくことは大きなポイント | | 94 |
| **MJ** | MJ | | 18 |
| MJにた | MJに対する薬物のカクテル投与 | | 19 |
| PaCO₂ | $PaCO_2$は脳血流に敏感である | | 138 |

タテマエを排除するならば，私にとって，ページをめくりはじめる前の本書の印象は，

「とはいえ，麻酔科の本だからなー」

であった．どこまで自分の役に立つかなあ……．半信半疑のまま，おっかなびっくり読み始めた最初のエピソードが，「MJ」．

ええっ，松本潤！

ちがう，MJとは king of pop ことマイケル・ジャクソンである．原稿タイトルは「マイケルの死に学ぶ鎮静」．こういう有名人エピソードで耳目を集める記事って，ウェブでよく見るけどあんまりクオリティ高くないよね（タテマエを排除した発言）．ややハスに構えて読み始めた私は，次の記載に安堵することになる．

## 市原のオリジナル索引②

| 読み | 項目 | サブ項目 | 掲載ページ |
|---|---|---|---|
| ふしぎで | 不思議であると思ったあなたは正常である | | 149 |
| ふらんく | フランク・スターリング曲線は，「入れてから叩く」（輸液を入れてから，心収縮力を上げる）ことを教えてくれる | | 111 |
| ぷろぽふ | プロポフォールを投与した後に持ち場を離れるとは何事であろうか | | 19 |
| へいきん | 平均血圧 | 「平均血圧」は臓器血流の指標の血圧 | 106 |
| | | 平均血圧は60 mmHgより高く保つことが大切 | 107 |

　　「プロポフォールを投与した後に持ち場を離れるとは何事であろうか」．MJの専属医であった某医師が，不眠であったMJを眠らせるために施行した「鎮静」を「適切にモニタリングしなかったこと」を，著者である讃岐先生はシンプルに責めていた．「あ，プロ」と思った．そして私は本書にある種の「信頼感」のようなものを抱いた．この本なら維持管理の真髄みたいなものを得られそうだなあ．

## 市原のオリジナル索引③

| 読み | 項目 | サブ項目 | 掲載ページ |
|---|---|---|---|
| 80さい | 80歳では−20%程度になる！ | | 152 |
| ABC | ABCを中心としながらもDとEにも配慮して | | 66 |
| ACE | ACE阻害薬ARB内服患者は要注意で，周術期低血圧を頻繁に起こすため，前日で内服を中止する必要がある | | 240 |
| BIS | BIS（bispectral index）などの脳波で，全身麻酔レベルが深くなったような感じ（具体的にはBIS値が低下） | | 56 |
| $CO_2$ | $CO_2$モニタリングを根本から見直すべきではないだろうか | | 139 |

　　実際，維持管理に関する描写はどれも鋭く，長すぎない文章でわかりやすく記載してあり頼りになる．前書きに「高校生でも読める」とあり，や，それはきついと思うが，少なくとも医学生以上であれば本書は余裕で通読できる．たいていの医学書が身に纏う，独特のハードルの高さみたいなものを，本書からはほとんど感じない．
　　ただし，ハードルが低いというのは，理念が弱いことを意味しない．

## 市原のオリジナル索引④

| 読み | 項目 | サブ項目 | 掲載ページ |
|---|---|---|---|
| かんきこ | 換気困難・挿管困難 | cannot ventilate, cannot intubate（CVCI） | 72 |
| かんどう | 冠動脈ステント留置患者の場合 | | 239 |
| きかんそ | 気管挿管 | 気管挿管ができるだけの医者はいらない！ | 30 |
| | | 気管挿管困難についてはLEMON | 88 |
| | | 気管挿管の極意とは，「気管挿管を行っているあいだ中，気道を解放し続けることである−byさぬちゃん先生。」 | 90 |
| ききてき | 危機的出血が起きた場合 | | 209 |
| キセルま | キセル麻酔 | | 219 |

　　著者の讃岐先生が研修医のころ，市中病院に出向した際に先輩から言われた言葉だ．「気管挿管ができるだけの医者（麻酔科医）はいらない！」ひいっ，気管挿管もろくにできない私は土下座してしまうのだけれど，続けてこのように書いてある．

> 「気管挿管ができるということはもちろん大切だが，（中略）気管挿管の周囲にあることを
> 多く学んで，その周囲にあることを深く掘り下げることが，専門性（専門医としての道）
> につながる」

はたと膝を打つ．

専門医のひっさげる「武器」は，それ単体で光り輝くようなわかりやすい勇者の剣であっては
ならない．それだけでは足りない．剣の周りにあるもの……「周囲」が重要なのだ．これは，
私の職業である病理医であってもまったく一緒だと思う．「顕微鏡が見られるということはもち
ろん大切だが，鏡見の周囲にあることを多く学んで深く掘り下げることが，専門性につながる」．
言葉を入れ替えても完全に意味が通る．たぶん全科の指導医が納得してくれるだろう．

周囲が大事なのだ．境界が大事なのだ．辺縁が大事なのだ．

「キワに強い医師」に，私は専門医としての迫力を感じる．

その目で改めて読み返してみると，本書は，確かに「維持管理」をあれこれ書いた本ではあ
るのだけれど，それ以上に，維持とその周辺を豊富に書いていることが実感される．

実際，索引項目を眺めていても，そこかしこに「周囲」の香りがする．たとえば，「は」の項
目をご覧いただきたい．

## 市原のオリジナル索引⑤

| 読み | 項目 | サブ項目 | 掲載ページ |
|---|---|---|---|
| はいけつ | 肺血栓塞栓症／深部静脈血栓症のリスク分類 | | 246 |
| はいこう | 肺塞栓ではほとんど$CO_2$は呼出されない | | 135 |
| はいしし | はい！師匠 | | 131 |
| ばいたる | バイタルサインとは | | 57 |
| はいのぷ | 肺のプラトー圧を上げたくない症例や乳幼児の症例ではPCVとすることが多い | | 99 |
| ばかもの | ばかもの！ | | 125 |
| ばらんす | バランス麻酔 | バランス麻酔の臨床を加速させたのは | 147 |
| | | バランス麻酔は，昔の麻酔とは異なり，血圧や脈拍のみを指標に調節できるシロモノではない | 161 |
| ひとくち | 一口（ゴクッ） | | 243 |
| びょうと | 病棟に帰した患者であれば，手術翌日に回診に行って立位，自立歩行が可能であればOK | | 253 |
| ふぉれす | フォレスターの分類 | | 112 |
| ふしぎで | 不思議であると思ったあなたは正常である | | 149 |
| ふらんく | フランク・スターリング曲線は，「入れてから叩く」（輸液を入れてから，心収縮力を上げる）ことを教えてくれる | | 111 |

「肺血栓」「肺塞栓」「バイタル」「フォレスター分類」「フランク・スターリング曲線」……．
これらの項目は，私がこれまで「勝手に索引」を作ってきた中で，何度か抽出してきた項目と
同じである．何が言いたいかおわかりだろうか？ **麻酔科オリジナルの項目ではないということ
だ**．上にあげた中で，他の教科書には出てこない麻酔科独自の項目となると，「バランス麻酔」
くらいではないか．

そのことが，かえって，麻酔科という仕事の本質を感じさせる．

麻酔科で学ぶべきは，麻酔という「剣」だけではない．麻酔科以外の領分とオーバーラップ
する辺縁領域にこそ，多くの価値がある．

これまで，肺塞栓も，フォレスター分類も，フランク・スターリング曲線も，他の教科書ですでに索引抽出してきた．でも，見慣れた項目を，あらためて麻酔科の本を通して読むことで，循環器や画像の本から受け取った表現とはまた少し異なった，視座も切り口も印象も違う文章たちが，脳内に油絵のように塗り重ねられていく．

　自分で索引を作りながら教科書を読むと，知識が多角的に重積していくのだな，ということを，最近は確信している．これは，企画をはじめたころには意識していなかったうれしい誤算だ．

　最初は遊んでてただけだったのに．

＊　＊　＊

　なお，麻酔科独自の項目も，読んでいて普通におもしろい本である．「キセル麻酔」と「キセる麻酔」の違いを，あなたは，ご存じだろうか？

### 市原のオリジナル索引⑥

| 読み | 項目 | サブ項目 | 掲載ページ |
|---|---|---|---|
| ききてき | 危機的出血が起きた場合 | | 209 |
| きせるま | キセル麻酔 | | 219 |
| きせるま | キセる麻酔 | | 219 |
| ぎゃくに | 逆に「血液相に溶け込みやすい＝血液ガス分配係数が大きい」吸入麻酔薬は，血液相が飽和するのに時間がかかり，なかなか肺胞内分圧（ガス相）＝血液内分圧（血液相）とならず，麻酔の導入は遅れる | | 154 |

◆ 文 献

　1）「研修医のための外科の診かた、動きかた」山岸文範／著，羊土社，2019

Profile

**市原　真**（Shin Ichihara）
JA北海道厚生連 札幌厚生病院病理診断科 主任部長

twitter　：@Dr_yandel
略　　歴：2003年 北海道大学医学部卒業，2007年3月 北海道大学大学院医学研究科 分子細胞病理学博士課程修了・医学博士
所属学会：日本病理学会（病理専門医，病理専門医研修指導医，学術評議員・社会への情報発信委員会委員），日本臨床細胞学会（細胞診専門医），日本臨床検査医学会（臨床検査管理医），日本超音波医学会（キャリア支援・ダイバーシティ推進委員会WG），日本デジタルパソロジー研究会（広報委員長）

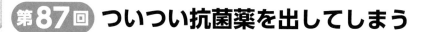

# こんなにも面白い 医学の世界

## からだのトリビア教えます

へぇ
そうなんだー

中尾篤典
（岡山大学医学部 救命救急・災害医学）

## 第87回 ついつい抗菌薬を出してしまう

　臨床医も人間ですから，その判断能力は臨床技能や知識以外にもさまざまな理由に左右され，時には誤った判断をしてしまうこともあります．例えば，長時間にわたる労働による疲労もその理由の1つにあげられています．私も地域の病院の休日輪番の担当をすることが多いのですが，朝から晩まで延々さまざまな症状の外来患者さんを診なければならず，午前と午後とでは明らかに診療の質が違うのが自分でもわかります．

　大学職員のパソコンのタイピングと曜日や時間による疲労との関係を調べた研究があります．キーをたたく間隔（タイピングの速度），バックスペースキーをたたく割合（タイプミスの回数）を6週間モニタリングすると，午後には速度が落ち，タイプミスも増えることがわかりました[1]．興味深いことに，タイプミスは月曜から木曜では夕方になるにつれて増えていきますが，金曜日に限っては午後も変化しませんでした．週末を控えた金曜日は機嫌がよく，作業効率が上がるためだと推測されます．

　不適切な抗菌薬の処方は，耐性菌を増やすだけでよいことがありませんが，急性呼吸器感染症の診療のときにはついつい処方してしまう経験は多くの臨床医がもっています．ボストンで約200人の臨床医により診療された約22,000人の呼吸器感染症の患者さんを調べたところ，抗菌薬が適応にならない急性気管支炎，感冒，インフルエンザ，非連鎖球菌性喉頭炎などに対しても，約30％に抗菌薬が処方されていました．抗菌薬の処方率は，朝8時の外来診療開始時間からその後1時間おきに増加し，夕方には10％ほど処方率が増加したのです[2]．その理由としては，患者さんからの要求や，自己満足，時間がない，また可能性の低い合併症を過度に恐れる，といったことが考えられます．そして，最も大きな理由は，疲労によって判断能力が低下し，不適切な治療を避けるよりも安易な方法を選んでしまう，いわゆる「面倒くさい」ことがあげられるでしょう[3]．

　医師たるもの常にベストの選択をしなければいけませんが，疲労で判断能力が鈍ることが明らかである以上，適切な休息や疲労の軽減にはもっと気を使うべきなのかもしれません．私は夜勤明けによくジョギングをしますが，肉体の軽い疲労は心を豊かにする気がします．

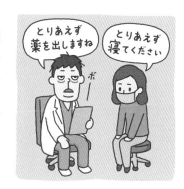

### 文　献

1) de Jong M, et al：Dynamics in typewriting performance reflect mental fatigue during real-life office work. PLoS One, 15：e0239984, 2020（PMID：33022017）
2) Linder JA, et al：Time of day and the decision to prescribe antibiotics. JAMA Intern Med, 174：2029-2031, 2014（PMID：25286067）
3) Teixeira Rodrigues A, et al：Understanding physician antibiotic prescribing behaviour：a systematic review of qualitative studies. Int J Antimicrob Agents, 41：203-212, 2013（PMID：23127482）

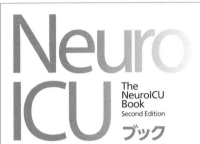
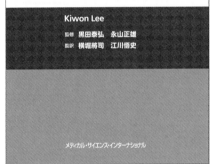
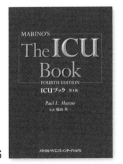
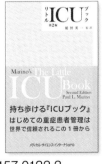
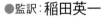

# Step Beyond Resident 第216回

## 研修医は読まないで下さい！？

研修医はこの稿を読んではいけません．
ここは研修医を脱皮？した医師が，研修医を指導するときの参考のために読むコーナーです．研修医が読んじゃうと上級医が困るでしょ！

# 暑い，熱い，篤い！？〜高体温〜 Part2
## 〜熱中症のABC〜

※篤い：（病気が）篤い，重いという意味

福井大学医学部附属病院総合診療部　林　寛之

## 熱中症治療をスピードアップ！

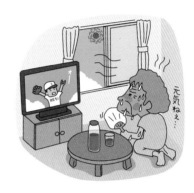

炎天下で行う高校野球は涼しいところで見るのはいいが，暑い球場で応援すると観客の方が熱中症でバタバタと倒れてしまう．さすがに高校球児は炎天下での練習で鍛えているため，元気なのには感服する．運動以外にも炎天下で作業する人たちもかなりきつい．長袖長ズボンで，ヘルメット着用なんてとても耐えられるものではない．服の中に空気を送るファン付きのガジェットも売っており，それがないよりもましだが，暑い環境から離れない限り熱中症のリスクは付きまとう．運動性熱中症で深部体温が高いまま搬送されてきたときは，本当に緊急性が高いので対処のしかたを誤ると予後が悪くなっちゃうぞ．

高齢者のなかには，ひたすら水分さえ摂れば熱中症にならないと信じている人がいる．涼しい環境にいなければ，水分摂取なんて意味がないんだって啓発してほしいよねぇ．

 **患者D　38歳　男性**　　　　　　　　　　　　運動性熱中症

炎天下の道路工事現場で交通整理をしていた患者Dが，意識を失って倒れたということで救急搬送されてきた．救急車内は冷房がキンキンに利いているにもかかわらず，患者Dの来院時の直腸温は42.5℃あった．すぐさま，服を脱がせ，患者周囲の防水シーツを持ち上げたところに大量の水と氷が投入され，扇風機であおがれた．約10分後，意識を取り戻した患者Dは「死ぬかと思った」と言い，救急スタッフは歓喜に包まれた．「明日から仕事に戻っていいか」と聞く患者Dに対して，一度熱中症になると体が慣れるまで2週間かかることが説明され，炎天下での作業を要する職場復帰はすぐにはできないことが伝えられた．

 **患者E　88歳　女性**　　　古典的熱中症＋薬剤性パーキンソニズム＋うつ

5月初旬にワクチンを打ってからずっと体調が悪かったという（患者の解釈モデルであり，実際はワクチンは関係なし）．食欲低下，元気がない，疲れやすい，嘔気があるなど不定愁訴をかかりつけ医に相談したが，一向によくならない．患者Eは独居で，近くに住む息子はときどき顔を見に来てくれる．嫁とは仲が悪い．総合病院にも2軒受診し，上部消化管内視

鏡検査，採血（内分泌やビタミンなども含む），尿検査，頭部・腹部CTなどを行うも異常なく，補中益気湯やプリンペラン®（メトクロプラミド），プロトンポンプ阻害薬など薬剤による対症療法がされた．さらに精神科へも紹介されたが，問題ないと帰された．1日中ほぼ寝たきりになり，動作も鈍くなり，「つらい，死にたい」と複数の病院へ頻回の救急受診をするようになり，そのたび検査は異常なしと帰された．かかりつけ医にはさじを投げられてしまったと患者Eは言う．

　9月に大学病院のERを受診したとき，H医師が診察をした．高齢者の5月以降の不定愁訴…熱中症の関与を疑い病歴をとると，なんと冷房は隣の部屋でつけているだけ，設定温度は29℃，窓は全開…絶句．息子が訪れると患者Eの部屋はとても暑く感じ，患者Eが汗をかいているのを見て「暑いだろう」と言っても，患者Eは暑さを否定してしまうという．さらに，嘔気や食欲低下，倦怠感を訴える高齢患者に，プリンペラン®，ドグマチール®（スルピリド）が処方され，薬剤性パーキンソニズムになってしまい，動作がとても鈍くなってしまった．汗疹から皮膚のかゆみを訴えるため，抗アレルギー薬が処方され，その抗コリン作用で発汗が抑えられ余計熱中症になりやすくなっていた．コロナ禍で，趣味の茶道やカラオケもできなくなり，話のできる友人はみな他界し，デイサービスは利用しておらず，独居の寂しさも加わって希死念慮をもつようになった．早朝覚醒，中途覚醒もありうつ病の診断基準をすべて満たしていた．不眠に対して，睡眠薬が増量され，抗不安薬も追加されて，1日中寝ていることにより，サルコペニアになってしまった．セルフケアのサポート，心理的ケアも必要な状態だったため，信頼できる家庭医を紹介し，多職種連携でサポートし無駄な薬はすべてやめたら，患者Eはどんどんよくなっていった．

研修医M

「どんな人が熱中症のハイリスクなんですか？うちわであおぐのって時代遅れなんですか？救急って致死的疾患さえ見逃さなければいいと思っていましたが，人を診るって大事なんだとわかりました．高齢者問題ってdeepですねぇ」

## 熱中症になりやすい人は誰？

　小児や高齢者，炎天下での激しい運動をする人が，熱中症になりやすいのはよくわかる．市民参加型のマラソン大会は最近あちらこちらで開催されるようになったが，お祭りついでに，前日徹夜をしたり，深酒をして参加をする人もおり，熱中症になりやすく問題になっている．なかには，朝食を抜いて走り，マラソン時に低血糖で意識障害をきたす人もいる．また，せっかくの参加だからと，風邪をおして参加するとひどい目に合う．風邪薬に含まれる抗ヒスタミン薬は抗コリン作用があり，発汗が抑えられ，熱がこもりやすくなる．

　特に独居の高齢者や老々介護の高齢者は体温調節がうまくできず，窓は全開にして冷房はつけても隣の部屋，設定温度は高めで，常に深部体温が高い状態になり，『不定愁訴』で医療機関を受診する．ゴールデンウィークを過ぎて，高齢者（特に独居）の比較的長期の不定愁訴をみたら，熱中症を必ず鑑別診断にあげておこう．その際，部屋の環境をまるで見てきたかのように，詳細に聞くことが大事だ．家族や救急隊が高齢者を訪ねたときの部屋の暑さを必ず確認しよう．高齢者は，夏場の暑い環境に無自覚な人が多く，「部屋は涼しいです（私の基準で

は）」，「いい風が入るんです（たまに風が通ると生き返ったように感じるくらい通常は暑い環境）」と平然と言ってのけるので，安易に騙されてはいけない．

どのような基礎疾患，薬剤などが熱中症になりやすくするのかを表1に示す．

### 1）高齢者の頻回 ER 受診

高齢者の 5.7 〜 6.6 ％は ER を頻回に受診しており，ER 受診患者のうちの 21.2 〜 38 ％を高齢者が占める（Ann Emerg Med，74：270-275，2019／Geriatr Gerontol Int，20：317-323，2020）．

Brodeur らによると，基礎疾患はもちろんのこと，**病的状態（身体活動低下，精神認知機能低下，親密な人間関係の低下，セルフケア低下）にあり，医療アクセス不良（医療サービス利用なし，嫌な受診経験）があると ER の頻回受診につながりやすいという（図）**．ER では致死的疾患だけ治せばいいなんて考えていたら，高齢者の ER 受診は決して減らない．**セルフケアのサポートおよび心理的苦痛の軽減が必要**であり，**かかりつけ医との良好な関係がなければ**，

**表1　熱中症のリスクファクター**

| 薬剤 | 個人要因 |
| --- | --- |
| ・アルコール<br>・利尿薬，緩下薬<br>・抗コリン作用：抗コリン薬，抗ヒスタミン薬，抗アレルギー薬，風邪薬<br>・向精神薬，抗不安薬<br>・β遮断薬，Ca拮抗薬，クロピドグレル<br>・甲状腺ホルモン<br>・麻薬，覚せい剤，コカイン | ・高齢者（独居，老々介護），乳幼児<br>・あまり動かない生活，外出しない<br>・睡眠不足，疲労，脱水<br>・暑い環境にまだ体が慣れていない<br>・肥満，筋肉量が多い |
| 環境要因 | 基礎疾患 |
| ・休憩なしでの暑い環境での作業<br>・日影がない<br>・高温多湿環境<br>・水分摂取ができない環境 | ・心疾患，糖尿病，無汗症<br>・熱中症の既往<br>・最近の急性疾患<br>・汗腺減少：広範囲熱傷の既往，尋常性乾癬，放射線性皮膚障害 |

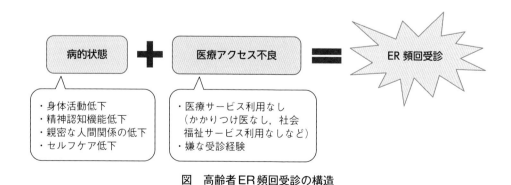

**図　高齢者 ER 頻回受診の構造**

患者の救急外来への頻回受診は減らせないんだ．経済的支援が必要な場合もある．多職種で生活を支えるという意識がないとダメなんだよねぇ．社会的処方もできる家庭医がもっと日本に増えれば，高齢者の無駄で報われない救急受診も減るんだろうなぁ．

## 2）冷却：直腸温が40℃以上は超緊急！（表2）

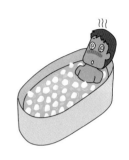

特に熱に弱いのは中枢神経と肝臓である．どれくらいの時間，暑熱環境にいたかで予後が左右される．熱中症で倒れたとしても，30分以内に冷却できれば死亡率はほぼゼロになる．しかし深部体温が41℃以上で長時間経過してしまうと，死亡率は80％にものぼる．だから車内に放置された乳幼児は特に危ないんだ．

直腸温が40℃以上は超緊急であり，受動的な passive cooling なんてしていられない．**ひたすら冷やしてとにかく直腸温39.0℃未満に（できれば38.0〜38.5℃に）下げないといけない**．特に**運動性熱中症は冷却スピードが命であり，0.10℃/分以上の速さで冷却するのが望ましい**（J Athl Train, 44：84-93, 2009）．冷却法の第1推奨は冷水浴（cold water immersion, 8〜14℃）または氷水浴（ice water immersion, 2〜5℃）だ．冷水浴なら0.16〜0.26℃/分，氷水浴なら0.12〜0.35℃/分のスピードで冷却できる（Am Fam Physician, 99：482-489, 2019）．Doumaらのメタ解析では，cold water immersion（14〜17℃），colder water immersion（9〜12℃），ice water immersion（1〜5℃）は，passive cooling より効果的だが，大きな優劣はなかった．とはいってもやはり ice water immersion（1〜5℃）が最も効果的だ．報告によってやや数値にばらつきがあるが，**氷水浴だと0.20〜0.35℃/分で冷却できる**．体を氷水にどっぷりつければ，およそ10分で2℃体温を下げることができ，**38.2℃（101 F）になったら，よりマイルドな方法（冷房，霧吹き，扇風機）による冷却法に切り替える**．冷たい濡れタオルで全身を覆っても，0.1℃/分しか体温が下がらず，体を氷冷水にどっぷりつける（体の半分でもいい）方が，2倍効果が高い（0.2℃/分）．

**浴槽がなければ，シーツの両脇を持ち上げて，大量の水（あれば氷も）を投入し，扇風機であおぐことで0.10℃/分の速度で冷却できる**（tarp taco）．この方法だと約10分で1℃体温が下がると予想して治療しよう．氷など何もなければ，冷水シャワー（20.8℃）をどんどん浴びせる方法は passive cooling よりはましだ．特に病院前ではどんな器具が使えるか，最善の方法

### 表2　超緊急時の熱中症冷却法

| 直腸温≧40℃→すみやかに＜39℃（38.0〜38.5℃）に下げること |
| --- |
| **運動性熱中症** |
| ・迷わず冷たい氷水（1〜14℃）にドブン！<br>・浴槽がなければ，シーツの両脇を持ち上げて氷水で満たし，扇風機であおぐ<br>・約0.1〜0.2℃/分で直腸温が下がってくる<br>×緊急時は，霧吹きとうちわでは太刀打ちできないと心得よ |
| **古典的熱中症** |
| ・冷たい氷水（1〜14℃）での冷却を考慮してもよい |

を見出す必要がある.

　昔は皮膚表面を急激に冷やすと血管が収縮することで熱が体内にこもってしまい，さらに震えが起こって発熱してしまう（0.1〜0.2℃の上昇）と考えられていた（1789年に報告されたCurrie responseという）が，それは正常体温の人にみられる反応であって，すでに高体温になっている人では起こらない．全くの迷信であって根拠がないので，昨今のガイドラインでは積極的な冷水浴や氷水浴が推奨される.

　水を霧吹きして，うちわであおぐというのは，passive coolingより少し効果的というだけで，急性かつ緊急度の高い運動性熱中症の治療としてはもはや時代遅れなのだ．空気であおぐより，直接冷水を皮膚に接触させて熱伝導で体温を奪う方が，24倍も効果的なのだ．軽症の熱中症ではもちろん扇風機をかけてもいいが，緊急時には効果は期待できない．**脇の下や首，腋窩を氷や氷嚢で冷やすのはpassive coolingと比べて差異がなく，大して効果的ではない.**クーリングジャケットやベストも大して効果がない．アイスシート，手足冷却器具，冷却毛布なども実は効果はイマイチなんだ.

　古典的熱中症の高齢者でも氷水浴や冷水浴は有効だが，『考慮する』という推奨にとどまる．さすがに高齢者だと氷水浴では冷たすぎて耐えられないことが多いので，冷たい輸液（4℃）や氷嚢，水をかけて扇風機であおぐなどの方法でもよい．4℃の輸液は通常の室温の輸液より2倍効果があるので使用すべきだが，熱中症の治療としては効果は大したことなく，不十分であると認識しておこう.

　Epsteinらは，4℃の輸液を30分で1L輸液するというが，ちょっと待ったぁ〜！古典的熱中症は脱水を伴わないことも多く，過剰輸液にならないように肺エコーや下大静脈の大きさをエコーで見ながら注意して投与しようね．輸液が過剰になると，下大静脈が大きくなり吸気時虚脱が20％未満になり，肺エコーでB-lineが見えてくる．エコーがこんなに簡単に使える日本では必ずしも海外の推奨は鵜呑みにしない方がいいこともあるね．まぁ古典的熱中症は，運動性熱中症と違って，時間をかけて高体温になっているので，急速に体温を下げたからといってそんなに予後に影響しないんだ.

　**冷却に有効な薬剤はなく，高体温は発熱ではないため，解熱薬は代謝を亢進するためむしろ禁忌なんだよ.**

### 3）今後の展望

　世界中どこでも使えるものではないが，血管内から冷やしてしまおうという治療法は画期的だ．もちろんECMO（extracorporeal membranous oxygenation，体外式膜型人工肺）を使って冷却するという報告もある（Japanese Assoc Acute Med, 24：977-983, 2013）．コロナ禍にあってECMOを使える病院は増えただろうが，熱中症の発症頻度を考えると，どこの病院でもできるとは言い難い．血管内冷却装置（intravascular cooling device）だと0.1℃/分で体温を下げることができ，たった17分で38.8℃まで下げることができたという（Am J Emerg Med, 33：124.e5-124.e7, 2015）．血管内冷却装置の簡単なものが普及してくれたら楽なんだけどねぇ.

## 横紋筋融解症

　どうして熱中症で多臓器不全が起こるのかの機序はよくわかっていないが，全身性炎症反応症候群（systemic inflammatory response syndrome：SIRS）でサイトカインやインターロイキンなどが関与して，直接細胞障害をきたすと考えられている（J Appl Physiol, 109：1980-1988, 2010）．多臓器不全の重症度は24〜48時間がピークとなり，腎障害や肝障害が96時間以上持続すると予後が悪くなってしまうんだ．熱中症そのものが，腸からの細菌のtranslocation（腸から血管に細菌が侵入してくる）を引き起こすので，重症例では血液培養をお忘れなく（Am J Emerg Med, 27：1168.e1-1168.e2, 2009）．

　特に運動性熱中症では横紋筋融解症との戦いが重要になってくる．その他高カリウム血症も治療できるようになっておきたい．

### 1）横紋筋融解症の診断

　過度な運動による横紋筋融解症のうち，42.5％は運動施行日または次の日に発症しているが，なんと16.4％は1週間後に発症しているので，経過を追うことは大事だ（Ochsner J, 18：215-221, 2018）．**横紋筋融解症の3大症状：筋肉痛（84％），筋力低下（73％），コーラ色のミオグロビン尿（5.4％）に注目しよう**〔頻度（％）は18歳以下が対象のものに注意．BMC Pediatr, 13：134, 2013〕．横紋筋融解症そのものでも68％が発熱してくる．肉眼的コーラ色のミオグロビン尿は案外頻度が少ない．尿潜血試験紙によるミオグロビン尿の感度は92.5％，特異度は55％で，CPKは15,000 U/L以上でないとひっかかってこない（Eur J Emerg Med, 19：329-332, 2012）．筋肉痛（特に下腿と背筋）が強ければCPKを測定すべし．ミオグロビンは6〜8時間で体外に排泄されるので，測定しても予後予測には使えない．CPKの値のカットオフ値は明確ではないが，正常上限の10倍（5倍とするものもある）以上または1,000 U/L以上で有意ととる．CPKは通常24〜72時間後にピークになり，5〜10日で下がってくる．元来の腎機能がよくないと，CPKが5,000 U/Lを超えただけで急性腎障害をきたすこともあるが，通常15,000〜20,000 U/L以下であれば急性腎障害のリスクは低い．実際には健常人が必死に筋肉トレーニングをするとCPKが30,000 U/Lくらいまで上昇することはあり，十分水分を摂るとすぐに下がってくる．来院時CPK＞1,000 U/LかつCr＜1.3 mg/dLで，元来基礎疾患のない健康な人であれば，CPKがべらぼうに高い値であっても，きちんと治療すれば腎機能悪化することはないという報告がある（Am J Emerg Med, 37：2194-2196, 2019）．

　横紋筋融解症の診断に関して，なんとエコーは有用なんだ．また，エコーかいって言われても，私はエコーの会社とはCOIはございません．横紋筋融解症の早期は筋肉が過収縮した部分が白っぽく見える．筋肉が溶けてくると，筋肉内のエコー濃度が部分的に黒っぽくなり不均一になる，さらに融解が進むと筋肉の浮腫とともに広範囲にすりガラス状に黒っぽくなる．

　横紋筋融解症以外に，電解質異常（高カリウム血症，低カルシウム血症，高リン血症）や高尿酸血症，代謝性アシドーシスの合併も検索して治療を行う．

表3　横紋筋融解症をきたす原因

| 運動 | 運動性熱中症，痙攣 |
|---|---|
| 外傷 | コンパートメント症候群，挫滅症候群，熱傷，長期臥床，寝返りを打たなかった |
| 電解質異常 | 低カリウム血症，低リン血症，低カルシウム血症，高血糖 |
| 虚血 | 動脈閉塞 |
| 薬剤 | スタチン，PPI，SSRI，SNRI，三環系抗うつ薬，ベンゾジアゼピン，フェノチアジン，リチウム，抗ヒスタミン薬，抗コリン薬，スキサメトニウム，覚せい剤，合成大麻，LSD，フェンシクリジン，麻薬，興奮作用のある入浴剤，アルコール，ヒ素，一酸化炭素 |
| 感染症 | ウイルス性筋痛症〔インフルエンザ（下腿），コクサッキーB（胸：Bornholm病），ヒトパレコウイルス（上腕，大腿）〕，EBウイルス，HIV，レジオネラ，クロストリジウム，黄色ブドウ球菌，溶連菌など |
| 膠原病 | 皮膚筋炎，多発筋炎，SLE |
| 遺伝性疾患 | 筋ジストロフィー，ミトコンドリア病，筋型糖原病など |

PPI：proton pump inhibitor（プロトンポンプ阻害薬），SSRI：selective serotonin reuptake inhibitors（選択式セロトニン再取り込み阻害薬），SNRI：serotonin-norepinephrine reuptake inhibitors（セロトニン・ノルアドレナリン再取り込み阻害薬），LSD：lysergic acid diethylamide（リゼルグ酸ジエチルアミド），HIV：human immunodeficiency virus（ヒト免疫不全ウイルス），SLE：systemic lupus erythematosus（全身性エリテマトーデス）

### 2）鑑別診断

　運動性熱中症で横紋筋融解症はよく合併してくるが，横紋筋融解症はほかの原因でも起こる（表3）．横紋筋融解症をきたしやすい薬剤・中毒物質を内服していないか確認をしよう．

### 3）横紋筋融解症の治療

　損傷を受けた筋肉に最高12 Lの水分が移行してしまい，血管内虚脱から腎不全に至ってしまうので，十分な輸液がまず必要である．輸液は生理食塩水を，最初の1時間は1〜2 L/時のスピードで補充し，続いて300 mL/時で輸液する．エコーで下大静脈をモニターしながら輸液するといい．**尿量は最低300 mL/時（4 mL/kg/時）を最低24時間は維持できるようにする．**少なくともCPKが1,000 U/L以下になるまで輸液を続ける．輸液過剰になったら，フロセミドを投与する．輸液過剰になったらそもそもダメなんだけどね．エコーで過剰輸液にならないようにモニターしよう．

　**昔は，メイロン®（炭酸水素ナトリウム）やマンニトールがルーチンで使用されたが，そのエビデンスは乏しい．**代謝性アシドーシスがある場合に限り，メイロン®を使用する．尿のアルカリ化（pH > 6.5）を行い，ミオグロビン円柱が腎臓に引っかからないようにするんだ．

　十分輸液をしても尿量が300 mL/時以上を確保できない場合に限り，マンニトールが使用される．マンニトールはCPK > 30,000 U/Lの重症横紋筋融解症では有用…かもしれない，知らんけど，わからんけど，エビデンスは乏しいんだもの．あくまでも循環血液量を十分補充した後でないと，マンニトールは脱水をきたすので，エコーによるモニタリングが必要だ．治療の効果がない場合は早急に透析が必要だ．

横紋筋融解症の治療は「コーラはUMAい（ウマい）！」と覚えよう.

ミオグロビン尿（コーラ色：横紋筋融解症）の治療
「コーラはウマい（UMAい）！」
U（Urine Output）：尿量をまず確保. 輸液を十分に, 尿量≧300 mL/時を維持,
　　　　　　　　　　エコーで過剰輸液に注意
M（Mannitol）　　：エビデンス乏しい. CPK＞30,000 U/Lのとき
A（Alkalization）　：エビデンス乏しい. 代謝性アシドーシスがあるときのみ使用.
　　　　　　　　　　炭酸水素ナトリウムで尿pH＞6.5に維持

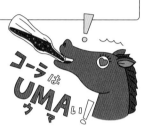

 ## 熱中症は予防が肝腎

### 1）WBGTを使用すべし

　熱中症は予防が肝腎であり, 気温が高いとき, 湿度が高いときは運動を中止したほうがよい. 特に市民参加のマラソンではランナーのトレーニングレベルがさまざまであり, 湿球黒球温度（wet-bulb globe termperature：WBGT）が, 28℃以上では競技は中止すべきである. このWBGTとは気温, 湿度, 輻射熱などを考慮した環境温度のこと. 湿度などを考慮せず気温だけでは環境の影響はなかなか測れないが, 気温31℃以上ではマラソンは中止とすべきであろう. WBGT 23℃以上（気温25℃）でも, トレーニング不足の人は熱中症になりやすく, 医療者はマラソンイベントがある場合には, 十分熱中症に備えておくべきだ. また気温が大して高くなくても人ごみのなかにいるときは話は違う. 人ごみの中央にいる人は周囲の人から伝導熱を受けるものの十分に熱を逃がすことができなくなり, 熱中症になってしまう. ちょうど南極のペンギンが寒さを凌ぐのに押しくら饅頭状態（ハドル）でいるのと同じだね.

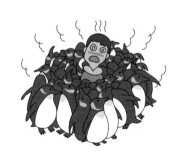

　WBGTが高いときにどうしても外出する場合は, 体調を確認し（寝不足, アルコール, 薬剤, 疲労に注意）, 明るい色の緩めの服で風通しをよくしておく. 熱中症になると判断力を失うので, 1人で作業しないことなどを心がけたい.

### 2）水分補給

　人間の汗は非常に重要な解熱作用を司っており, 1.7 mLの汗が蒸発すると1 kcalの熱を逃がすことができるという. 人によっては1時間2 L以上の発汗をする人もおり, 時間あたり600 kcalもの熱を逃がす働きを汗が担っている. 一方, 脱水があったり薬物の影響（抗コリン薬など）で汗が出なかったり, また湿度が高くて汗が蒸発できなかったりする場合には, いかに熱

が体にこもってしまうかがわかるであろう．今時，根性で水分を摂らせずに運動をさせるなんて，全くもって許されることではない．また競技者も自分で十分水分を摂ったと思っても，実はまだまだ足りない場合が多いことが指摘されている．**口渇は指標としては全く適さない！**

**競技前の水分摂取が熱中症の予防になるというエビデンスはない．**競技前には水分量は多すぎず少なすぎず，ちょうどいい量（euhydration）にしておく方がいい．昔は競技前に水分を多めに摂らせたが，そんなの意味がないんだよ．発汗による脱水は体重の2〜3％以下に抑えないと，体温調節機構が働かなくなる．「**のどが乾いたら水分（塩分も）を摂る**」というようにすれば，体重の2％を超える脱水にはならない．**過度の水分補給は推奨されない．**

運動中に塩分を含まない水分を摂りすぎると，**運動誘発性低ナトリウム血症**になってしまうので，むしろ水分の過剰摂取は推奨しない．血清ナトリウム値が低下すると，嘔吐，頭痛，意識障害，痙攣などをきたしてしまう．運動誘発性低ナトリウム血症と熱中症の症状は非常に似るので，競技場では直腸温を測定しないといけない．病院なら血液ガスですぐに血清ナトリウム値を確認しよう．軽症なら水分を制限し，塩分を摂取してもらえばいい．重症例は3％の高張食塩水で加療する．熱中症を合併していたらもちろん冷却も行う．

### 3) 暑い環境への順応：acclimatization

無症状のランナーのうち15〜56％は深部体温が40℃以上で，11％は42℃以上であったという．もちろん鍛えてあるから大丈夫であり，治療が必要なはずもない．熱中症は個人の耐久力にも関係してくるので，一概に深部体温だけでは語られないのが難しいところだ．

暑い環境で1日1〜2時間運動することで，10〜14日で体は暑さに順応してくれる．ところが，**一度熱中症になるとこの順応はリセットされてしまう**ので，また徐々に体を慣らしていくのに，10〜14日かかることを患者に説明しないといけない．負荷が多く多量に汗をかく運動の方が，暑い環境への順応は早くできる（8日）．

また，冷房を所有しない患者や冷房が嫌いな高齢者には，体を冷やすためにデパートやスーパーに行き，1日最低2時間は体を冷やすようにアドバイスした方がいい（デパート屋さん，ゴメンナサイ）．もちろん，水浴びをするのもとても効果的だ．

> **熱中症は予防が肝腎**
> - WBGTでモニターせよ
> - 一度熱中症になると，暑さへの順応はリセットされるので，10〜14日は要注意
> - のどが乾いたら水分を補給する．事前の補給の有効性のエビデンスはない

### Check！ 文献

1) Brodeur M, et al：Experience of being a frequent user of primary care and emergency department services：a qualitative systematic review and thematic synthesis. BMJ Open, 10：e033351, 2020（PMID：32912938）
   ↑救急頻回受診は，それなりの理由がある．セルフケアができない，良好な人間関係がなく孤立している，認知機能が落ちてきているなどの病的状態にあったり，信頼できる医療機関とのつながりがない場合，頻回受診になりやすい．多職種連携で生活基盤から見直していかないと無駄な受診が増え，医療者がそのシステムを知らないと患者は報われない受診をくり返してしまうのだ．

2) 日本HPHネットワーク：「医療・介護スタッフのための経済的支援ツール」・「症例事例集」
   https://www.hphnet.jp/whats-new/5185/
   ↑HPHとは，Health Promoting Hospitals & Health Servicesの略で，健康の社会的決定要因の改善に取り組んでいるネットワーク．貧困そのものが健康のリスクであり，社会資源を有効に使えるようなアドバイスをするのも医療者の仕事だ．いろんな社会資源があるのに，医者って案外知らないで，うまくアドバイスできずにいるよね．

3) Douma MJ, et al：First aid cooling techniques for heat stroke and exertional hyperthermia：A systematic review and meta-analysis. Resuscitation, 148：173-190, 2020（PMID：31981710）
   ↑必読文献．さまざまな冷却法を比較検討したメタ解析．とにかく冷たい水（1～17℃）にドボンとつけた方がいい．cold water immersion（14～17℃），colder water immersion（9～12℃），ice water immersion（1～5℃）は，いずれもpassive coolingより効果的だが，3群間で大きな差はみられなかった．でもやはりice water immersionが一番効果がある．霧吹きとうちわで一生懸命気化熱を利用して冷やすのは，passive coolingより少し効果がある程度であったというから，トホホだね．

4) Gaudio FG & Grissom CK：Cooling Methods in Heat Stroke. J Emerg Med, 50：607-616, 2016（PMID：26525947）
   ↑熱中症の冷却法のreview．運動性熱中症は断然氷水にドボンがお勧め！高齢者の古典的熱中症はむしろ霧吹きと扇風機．腋窩や鼠径部の氷囊や冷却毛布は推奨されない．血管内冷却装置なども推奨されないけど，どこにでもあるもんじゃないしねぇ．

5) Gauer R & Meyers BK：Heat-Related Illnesses. Am Fam Physician, 99：482-489, 2019（PMID：30990296）
   ↑必読文献．熱中症について，最近の情報がよくまとまっている．

6) Epstein Y & Yanovich R：Heatstroke. N Engl J Med, 380：2449-2459, 2019（PMID：31216400）
   ↑必読文献．病院前，ER，ICUでのそれぞれの治療解説が秀逸です．

7) Bursey MM, et al：Successful Management of Severe Exertional Heat Stroke with Endovascular Cooling After Failure of Standard Cooling Measures. J Emerg Med, 57：e53-e56, 2019（PMID：31005365）
   ↑24歳兵士の運動性熱中症の症例報告．病院前から氷で冷却するも来院時には深部体温は41.2℃でGCS 4点の意識障害．血管内冷却システムを使用し，45分以内に37.5℃まで体温を下げることができたという．すげぇ！ただ，最初っから水につけちゃえばよかったのにというletterもある．

8) Lipman GS, et al：Wilderness Medical Society Clinical Practice Guidelines for the Prevention and Treatment of Heat Illness：2019 Update. Wilderness Environ Med, 30：S33-S46, 2019（PMID：31221601）

↑必読文献. 野外医学学会の熱中症ガイドライン 2019年版. 無症状のランナーのうち15〜56％は深部体温が40℃以上で，11％は42℃以上であるが，もちろん治療が必要なはずもなかった. 熱中症は個人の耐久力にも関係してくるので，一概に深部体温だけでは語れない.

9) Hifumi T, et al：Heat stroke. J Intensive Care, 6：30, 2018（PMID：29850022）

↑日本からの総説. 海外と日本の熱中症の分類が2つあるとしながらも，日本の分類って海外であまり使われないのは寂しい. わかりやすいのにねぇ. 現時点でのまだエビデンスが揃っていない周辺の治療などの記載が楽しい.

10) Centers for Disease Control and Prevention：How to Stay Cool in Extreme Heat
https://www.cdc.gov/disasters/extremeheat/how_to_stay_cool_video.html

↑CDCの熱中症予防に関する動画.

11) Jonas CE：Exercise-Associated Hyponatremia：Updated Guidelines from the Wilderness Medical Society. Am Fam Physician, 103：252-253, 2021

↑運動誘発性低ナトリウム血症と熱中症の症状は非常に似るため，競技場では直腸温を測定できるようにしておく必要がある. 何が何でもたくさん水分を摂るなんてことはもう昔の話. 今はのどが乾いたら，のどを潤すくらいに水分を摂ればいい.

12) Cabral BMI, et al：Rhabdomyolysis. Dis Mon, 66：101015, 2020（PMID：32532456）

↑横紋筋融解症の最新review. 昔はマンニトールやメイロン®もルーチンだったのに，エビデンスは乏しいのね. 時代の移り変わりを感じる.

13) Marqueta PM, et al：Exertional Rhabdomyolysis. Arch Med Deporte, 36：248-255, 2019

↑運動性横紋筋融解症のreview. 筋肉をエコーで観察して，内部の不均一性やエコー濃度の低下（黒っぽくなる）を観察する. 競技復帰に向けての計画も記載がある.

## No way ！ アソー！ モジモジ君の言い訳 〜そんな言い訳聞き苦しいよ！ No more excuse！No way！アソー（Ass hole）！

×「熱中症だぁ！ うちわと霧吹きもってきて！」
→深部体温が42℃もある運動性熱中症は本物の緊急だ. そんなぬるい手では体温は下がらない. 氷水にドブン！ すべし.

×「不定愁訴の高齢者が何度も救急に来るなんて，本来の救急の使い方じゃないですよねぇ」
→これは医療者がきちんと生活背景も含めて評価していないだけで，医原病なんだよ. 夏を通しての高齢者の不定愁訴は熱中症を必ず鑑別しないといけない. 家での状況を確認しないのは医者としてまずいねぇ. さらにポリファーマシーなんて，医原病にほかならない.

×「ちょっと風邪ひいてるけど，リレーマラソン大会なので俺が欠けるわけにはいかないんです」
→いやいや，風邪薬飲んでるってことは，抗ヒスタミン薬のせいで，汗が出ないってことだよ. あっというまに熱中症まっしぐらになるので，マラソン大会には出てはダメ.

×「横紋筋融解症だぁ. 輸液してマンニトール入れて, メイロン®入れて！」
→よく勉強しているのはわかったが, あくまでもしっかり輸液をするのが先. 脱水を補正する前にマンニトールを入れてはいけない. さらにマンニトールもメイロン®もエビデンスは乏しいんだよねぇ.

林　寛之 (Hiroyuki Hayashi)：福井大学医学部附属病院救急科・総合診療部

福井大学総合診療・総合内科センターでは, 国内外の著名な講師によるWEBセミナーをしています. 全国の初期研修医や医学生はwelcomeです. ぜひこの機会を逃さない方がいいぞぉ～！ さらに腕のいい総合診療医やER医になりたい人は, わが虎の穴GGG (Global General Good doctor) センターの門を叩いてくれ！ 待ってるよぉ～！

| | |
|---|---|
| 1986　自治医科大学卒業 | 日本救急医学会専門医・指導医 |
| 1991　トロント総合病院救急部臨床研修 | 日本プライマリ・ケア連合学会認定指導医 |
| 1993　福井県医務薬務課所属　僻地医療 | 日本外傷学会専門医 |
| 1997　福井県立病院ER | Licentiate of Medical Council of Canada |
| 2011　現職 | |

★後期研修医大募集中！ 気軽に見学にどうぞ！ Facebook ⇒福井大学救急部・総合診療部

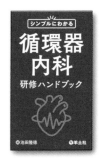

他人の失敗を「対岸の火事」と笑い飛ばすもよし，「他山の石」と教訓にするのもよし．研修医時代は言うに及ばず，現在も臨床現場で悪戦苦闘している筆者が，自らの経験に基づいた日常診療のツボを語ります．

## その243

# 期待に応えよ

　その患者さんは30歳前後の男性で，近所の耳鼻科クリニックから紹介されて当院の総合診療部を受診しました．

　「3日前からめまいがあって当クリニックを受診されましたが，眼振も確認できず，末梢性めまいは否定的かと思います．一度，内科的に調べていただけないでしょうか？」という趣旨の紹介状でした．早速，研修医教育の協力を患者さんにお願いします．

中 島　「1つお願いがありまして，当院の研修医教育に協力いただけないでしょうか」
患 者　「いいですよ」
中 島　「具体的には，研修医に診察をさせていただき，私とディスカッションしながら，どのような疾患を考え，どのように検査を進めていくかを決めたいわけです」
患 者　「わかりました」
中 島　「ご本人にも横で聴いていただき『そこは違うぞ！』というところがあったら，遠慮なく訂正してください」

　ということで研修医を総診外来に呼び出しました．

中 島　「こちらは研修医の○○です」
研修医　「よろしくお願いいたします」

患 者　「こちらこそ，よろしく」
中 島　「さて，○○先生．この方はめまいがあるということで近所の耳鼻科の先生から紹介されてきたわけよ．まず何を考えるかな？」
患 者　「耳鼻科から紹介されたということは末梢性のものは考えにくいので，中枢性とか薬の副作用とかを考えます」
中 島　「おっ，なかなかいいところをついとるやんか．ほな，病歴と身体診察がすんだら僕に連絡してくれるか？」
研修医　「わかりました」

　研修医が1人の患者さんの診察に要する時間はいくら要領よくやっても30分，通常は1時間近くかかります．その間に私の方は別の診察室で何人もの患者さんを次々に診察しなくてはなりません．忘れた頃に研修医からコールがあったので，まずはプレゼンテーションしてもらいます．

研修医　「病歴ですが，4日前の朝に目を覚ましたときから」
中 島　「ちょっと待ったあ．そこは型通りに行こうよ．『△△さん，××歳，男性．主訴はめまいです』とやってくれるかな」
研修医　「わかりました」

　何事も型というのは大切ですね．

研修医　「仕事に行ってもめまいがあったので，昨日，近所の耳鼻科を受診しました」
中 島　「お仕事は何をしてはるんかな？」
研修医　「あっ，それは聞いていません」
患 者　「建築関係です」
研修医　「建築だそうです」
中 島　「どの業界かも大切かもしれんけど，僕が聞きたいのは肉体労働とかデスクワークとか外回りとか，そういうことや」
患 者　「肉体労働がメインで，あとは運転です」
中 島　「めまいがあるのに運転するってきつくないですか？　左右の確認とか」

患者「頭を動かすたびにグラグラするのでたいへんでした」

仕事に差し支えるという場合でも，やはり具体的な状況を知りたいですね.

中島「ほな，身体所見はどうかな？」
研修医「眼瞼結膜や眼球結膜に異常なく，心音・呼吸音も正常です．腹部も圧痛などなく，四肢にも浮腫はみられませんでした」
中島「神経学的所見はどうかな？」
研修医「ええっと，神経学的所見はあまり詳しくとっていません」

それ，優先順位が滅茶苦茶や！

中島「たしか先生は中枢性のめまいが疑わしいと言ってたよな．そこを詳しくみておくのが重要と違うか？」
研修医「そうですね」
中島「Dix-Hallpike法はどうかな？」
研修医「それもやっていません」
中島「めまいを訴えてはるんやから，いくら耳鼻科の先生が『眼振なし』と言ってたとしても自分でもやっといた方がええで」

ホントは「何か1つ身体所見をとるならDix-Hallpike法やがな．なんでやってへんねん！」と言いたいところです．
ちなみに発症から日が経っているとDix-Hallpike法を行っても眼振が誘発されないことが多く，むしろ私はめまい感の方を重視しています．つまり誘発されるめまい感に左右差があれば陽性とするわけですね．この方の場合にも頭部を右45°に回旋した体位ではほとんどめまい感はなかったのに，左45°に回旋してから上体を倒すとかなり強いめまい感が誘発されました．ということは左の後半規管に耳石が迷入したものと考えられます．

研修医「でも，耳鼻科の先生は『眼振がみられないから末梢性めまいではなさそうだ』と仰っているようですが」
中島「たしかに眼振が誘発されれば，『この患者さんにはめまいがありそうだ』という客観的な所見にはなるけど，眼振がないからといって患者さんがめまいを感じていないとは断言できんやろ．めまい感という主観的な訴えでも僕は陽性にとっていいと思うで．はっきり左右差も出てるしな」
研修医「確かにそうですね」

ということで，良性発作性頭位変換めまいというのがわれわれの診断です．ほとんどの場合は自然治癒するので，私はEpley法をやっていません．

中島「じゃあ○○先生，患者さんに病状説明をしてみようか」
研修医「△△さん，この病気は良性発作性頭位変換めまいという病気で，耳の奥にある三半規管のなかに耳石が入り込むことによって起こります」
患者「ほっ，させい？ とういへんかん？ じせき？」

○○先生は一生懸命説明しているのですが，患者さんにとっては1つの文章に知らない言葉が2つも3つもあるので意味不明です．

中島「病気のメカニズムもええけど，患者さんの知りたいのは『治るのか？』と『治るとすればいつ頃か？』ということやろ」
患者「その通りです．私は治るのでしょうか？」
研修医「多くの場合は治るのですが，なかには難治性の方もおられまして」
中島「何をうじゃうじゃ言うとんねん．そんなもん『1週間で自然に治る』と説明して安心してもらえ」
患者「治るんですか！」
中島「治ります」
研修医「もし1週間で治らなかったらどうするんですか？」

中島 「そういうときは後で修正しとけ．2週間とか3週間とか」

大切なのは大雑把な見込みであり，患者さんが知りたいのは治るまでの期間が1日か1週間か1カ月かということです．なので，端的に答えるに越したことはありません．

中島 「そして一番重要なのは患者さんのニーズを掴むということや」

研修医 「ニーズ？」

中島 「△△さんは昨日も今日も仕事を休んでいるわけやから，いつ復帰できるのかが大切やろ．きっと職場の人たちも心配してるで」

患者 「上司が『いつ復帰するんや！』って1時間おきに電話をかけてくるんですよ」

中島 「そんなに電話がかかってきたら辛いでしょう」

患者 「そうなんです」

中島 「ほな〇〇先生．この患者さんのために先生ができることはなんや？」

研修医 「点滴ですか？」

思わず「アホか！」と言いそうになりながらも，何とか言葉を呑み込みました．

中島 「この患者さんが堂々と会社を休めるように診断書を書くわけよ」

患者 「診断書を書いてもらったら助かります」

中島 「少しずつ症状が改善しているようですが，職場復帰はいつ頃できそうですか？」

患者 「この調子でよくなれば，今日が木曜日ですから週明けの月曜日ですかね」

中島 「月曜だと今日を含めて4日間ですが，余裕をみて『今日から7日間の安静加療を要する』としておきましょうか？」

患者 「7日間にしてもらったらホントに助かります」

中島 「よし，〇〇先生．僕が中身を言うから先生の名前で診断書を発行しよか」

初期研修医には診断書作成というのも研修項目にありましたね．

研修医 「僕なんかがそんな大それたことをしていいのでしょうか？」

中島 「もちろん！先生みたいに医学部を卒業したての人間でも，医師というのはそれだけの強大な権限を国から与えられとってな，それを患者さんのために正しく行使する，ということを期待されとるんや．医師免許証というのはそれだけ重たいものなんやぞ．これからも死ぬ気で修行してくれ」

研修医 「はいっ！」

恥ずかしながら私が研修医1年目のときには医師の権限を全く意識していませんでした．でも本日の研修医にはその重大さが伝わったことでしょう．彼が立派な医師になって周囲の期待に応えてくれることを願っています．

ということで最後に1句

医師免許 重さに気づいて 躊躇えど 精進重ね 期待に応えよ

（本例は実際の症例をベースにしていますが，大いに修正を加えています．念のため）

中島 伸
（国立病院機構大阪医療センター脳神経外科・総合診療科）
著者自己紹介：1984年大阪大学卒業．脳神経外科・総合診療科のほかに麻酔科，放射線科，救急などを経験しました．

各研究分野を完全網羅した最新レビュー集

# 実験医学増刊号

年8冊発行　[B5判]
定価5,940円
（本体5,400円＋税10％）

Vol.39 No.17（2021年10月発行）

# 核酸医薬
## 本領を発揮する創薬モダリティ
### 新たな作用機序を生む核酸のサイエンスから、新薬・ワクチン承認をもたらした核酸修飾・DDS技術、難治性疾患治療への挑戦まで

編集／横田隆徳

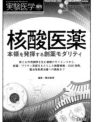

発行　羊土社　YODOSHA

〒101-0052　東京都千代田区神田小川町2-5-1　TEL 03(5282)1211　FAX 03(5282)1212
E-mail：eigyo@yodosha.co.jp
URL：www.yodosha.co.jp/

ご注文は最寄りの書店、または小社営業部まで

## BOOK REVIEW

# シンプルにわかる循環器内科研修ハンドブック

編／池田隆徳
定価 4,180円（本体 3,800円＋税10％），
B6変型判，312頁，羊土社

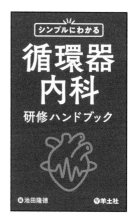

　池田先生編集の「シンプルにわかる循環器内科研修ハンドブック」が上梓された．循環器内科研修中の若手医師が，「研修中に自身の知りたい答えやヒントが短時間で探し出せ，求められる基本的な知識・技術も習得できること」を意図したものという．そして「指導医が臨床現場でそばにいなくても・・・・診療を勧めていくうえで，何を確認すべきか，何に気をつけるべきか，何をしてはいけないのかなど，研修中の先生方がつまずきやすいことを解決できるように考慮」された．そのため，3つの基本パート（疾患，検査・診断，治療法）と実践パート（Case study）から構成されている．検査の項では，初期診療（医療面接から身体所見まで）に加え，心臓カテーテル検査，電気生理検査，心筋生検などの侵襲的な検査などがとり上げられている．治療法の項では薬物療法，治療手技（非薬物療法で，アブレーション，ペースメーカー，補助人工心臓も含む），心臓リハビリテーションがまとめられている．

　本書は，若手医師，初期研修医，コメディカル向けに多くの本を執筆している池田先生の編集になったもので，編集者としての力量が随所に発揮されている．特長は，膨大な循環器内科学からエッセンスをとり出して，300頁ほどに，じつに簡潔にまとめられていることである．図表が多用され，しかもわかりやすい．例えば電気的除細動の項のAED，WCD（着用型自動除細動器）に関するもの．また，多くの情報を互いにリンクさせてアプローチを考えていけるように参照パートが明記され，本書で使用されている略語一覧が冒頭に掲示されている．痒いところに手が届くような配慮がされ，利用者にとって便利である．あるいは若手医師にとってとっ付きやすいように記載が工夫されている．例えば，過剰心音のⅢ音は「お（Ⅰ）っか（Ⅱ）さん（Ⅲ）」と，Ⅳ音は「お（Ⅳ）とっ（Ⅰ）つぁん（Ⅱ）」と覚える方法である．そしてCase studyでは，日常しばしば遭遇する主訴をもった例の担当医になった場合に，どのような疾患を念頭に，どの様に診断を進め，治療をどう選択するのかといった臨床現場での流れが実感できるよう，12例が提示されている．基本パートと合わせ読むことによって，循環器診療の基本が身につくように工夫されている．

　初期研修医諸君には，常に携帯し（白衣のポケットには入るが，スクラブでは難しいか？），分からないことがあれば指導医に代わりまず相談すべき頼もしい兄貴・姉貴として，本書をおおいに活用していただきたい．

（評者）井上　博（富山県済生会富山病院 顧問，富山大学 名誉教授）

プライマリケアと救急を中心とした総合誌

# レジデントノート

定価2,200円（本体2,000円＋税10％）

## Back Number

大好評
発売中！

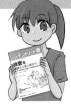

お買い忘れの号はありませんか？

# すべての号がお役に立ちます！

---

2021年11月号（Vol.23 No.12）

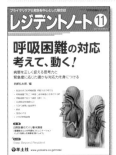

## 呼吸困難の対応
## 考えて、動く！

病態を正しく捉える思考力と
緊急度に応じた
確かな対応力を身につける

編集／武部弘太郎

---

2021年10月号（Vol.23 No.10）

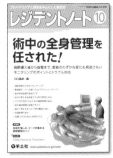

## 術中の全身管理を
## 任された！

麻酔導入後から抜管まで、
患者のわずかな変化も見逃さない
モニタリングのポイントとトラブル対応

編集／川口昌彦

---

2021年9月号（Vol.23 No.9）

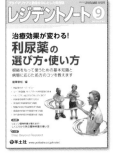

## 治療効果が変わる！
## 利尿薬の
## 選び方・使い方

根拠をもって使うための基本知識と
病態に応じた処方のコツを教えます

編集／龍華章裕

---

2021年8月号（Vol.23 No.7）

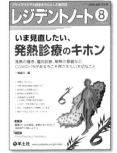

## いま見直したい、
## 発熱診療のキホン

発熱の機序、鑑別診断、
解熱の意義など、COVID-19がある
今こそ押さえたい大切なこと

編集／一瀬直日

---

2021年7月号（Vol.23 No.6）

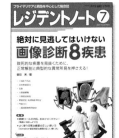

## 絶対に見逃しては
## いけない
## 画像診断8疾患

致死的な疾患を見抜くために、
正常解剖と典型的な異常所見を
押さえる！

編集／藪田　実

---

2021年6月号（Vol.23 No.4）

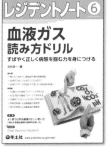

## 血液ガス
## 読み方ドリル

すばやく正しく病態を掴む力を
身につける

編集／北村浩一

---

2021年5月号 (Vol.23 No.3)

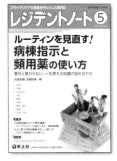

## ルーティンを見直す！病棟指示と頻用薬の使い方

意外と教わらない、
一生使える知識の詰め合わせ

編集／松原知康，宮崎紀樹

2021年4月号 (Vol.23 No.1)

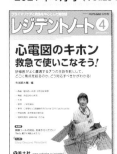

## 心電図のキホン救急で使いこなそう！

研修医がよく遭遇する7つの主訴を
前にして、どこに焦点を絞るのか、
どう対応すべきかがわかる！

編集／矢加部大輔

2021年3月号 (Vol.22 No.18)

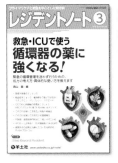

## 救急・ICUで使う循環器の薬に強くなる！

緊急の循環管理を迷わず行うための、
処方の考え方・具体的な使い方を
教えます

編集／西山　慶

2021年2月号 (Vol.22 No.16)

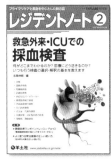

## 救急外来・ICUでの採血検査

何がどこまでわかるのか？
診療にどう活きるのか？
いつも行う検査の選択・解釈の
基本を教えます

編集／志馬伸朗

2021年1月号 (Vol.22 No.15)

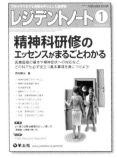

## 精神科研修のエッセンスがまるごとわかる

医療面接の基本や精神症状への
対応など、どの科でも必ず役立つ
基本事項を身につけよう！

編集／西村勝治

2020年12月号 (Vol.22 No.13)

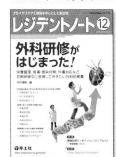

## 外科研修がはじまった！

栄養管理、疼痛・感染対策、
外傷対応など初期研修中に
会得しておきたい外科的素養

編集／今村清隆

以前の号はレジデントノートHPにてご覧ください ▶ www.yodosha.co.jp/rnote/

## バックナンバーのご購入は，今すぐ！

● お近くの書店で：レジデントノート取扱書店
　（小社ホームページをご覧ください）

● ホームページから
　www.yodosha.co.jp/

● 小社へ直接お申し込み
　TEL　03-5282-1211 (営業)
　FAX　03-5282-1212

※ 年間定期購読もおすすめです！

## レジデントノート 電子版バックナンバー

現在市販されていない号を含む，
レジデントノート月刊 既刊誌の
創刊号〜2018年度発行号までを，
電子版 (PDF) にて取り揃えております.

・購入後すぐに閲覧可能　・Windows/Macintosh/iOS/Android 対応

詳細はレジデントノートHPにてご覧ください

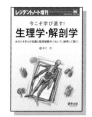
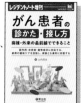
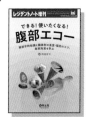
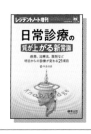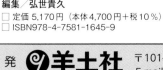 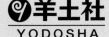

# レジデントノート　次号 **1**月号 予告

（Vol.23 No.15）2022 年 1 月 1 日発行

## 特 集

# 小児科研修のエッセンスが
# まるごとわかる（仮題）

編集／西﨑直人（順天堂大学医学部附属浦安病院 小児科／臨床研修センター）

小児科は，受診する患者さんの年齢によって体格・体重の違いが大きく罹患する疾患も異なるためカバーすべき診療範囲が広く，さらに保護者への対応も必要になることから，苦手意識をもっている方も多いのではないでしょうか.
1月号では「小児科研修」に焦点を当て，小児診察の基本から，検査・薬の使い方，小児特有の注意点・ピットフォールまですべての研修医が習得すべき重要ポイントをやさしく解説します.

※タイトルはすべて仮題です. 内容，執筆者は変更になることがございます.

## レジデントノート購入のご案内

### これからも臨床現場での「困った!」「知りたい!」に答えていきます!

#### 年間定期購読 (送料無料)

● 通常号 〔月刊 2,200円 (10%税込) × 12冊〕
…定価 26,400円 (本体 24,000円+税 10%)
● 通常号+増刊号
〔月刊 12冊+増刊 5,170円 (10%税込) × 6冊〕
…定価 57,420円 (本体 52,200円+税 10%)

● 通常号+ WEB版 ※1
…定価 30,360円 (本体 27,600円+税 10%)
● 通常号+ WEB版 ※1 +増刊号
…定価 61,380円 (本体 55,800円+税 10%)

便利でお得な年間定期購読をぜひご利用ください!

✓送料無料※2
✓最新号がすぐ届く!
✓お好きな号からはじめられる!
✓WEB版でより手軽に!

※1 WEB版は通常号のみのサービスとなります
※2 海外からのご購読は送料実費となります

#### 下記でご購入いただけます

● お近くの書店で
レジデントノート取扱書店 (小社ホームページをご覧ください)
● ホームページから または 小社へ直接お申し込み
www.yodosha.co.jp/
TEL 03-5282-1211 (営業) FAX 03-5282-1212

### ◆ 訂正 ◆

下記書籍におきまして, 図の出典に関する訂正がございました.
レジデントノート増刊 2021年 Vol.23 No.8 (2021年7月20日発行)
● 「今こそ学び直す! 生理学・解剖学」
訂正箇所の詳細につきましては, レジデントノートWebサイトの該当号ページ (正誤表・更新情報) よりご覧ください.
(https://www.yodosha.co.jp/rnote/book/9784758116664/index.html)

お手数ではございますが, 訂正箇所をご確認のうえ, お使いいただけますようお願い申し上げます.

# レジデントノート

Vol. 23 No. 13 2021 〔通巻 323号〕
2021年12月1日発行　第23巻　第13号
ISBN978-4-7581-1671-8
定価 2,200円 (本体 2,000円+税 10%) 〔送料実費別途〕

年間購読料
定価 26,400円 (本体 24,000円+税 10%)
〔通常号 12冊, 送料弊社負担〕
定価 57,420円 (本体 52,200円+税 10%)
〔通常号 12冊, 増刊 6冊, 送料弊社負担〕
※海外からのご購読は送料実費となります
※価格は改定される場合があります

© YODOSHA CO., LTD. 2021
Printed in Japan

| | |
|---|---|
| 発行人 | 一戸裕子 |
| 編集人 | 久本容子 |
| 副編集人 | 保坂早苗, 遠藤圭介 |
| 編集スタッフ | 田中桃子, 清水智子, 伊藤 駿 溝井レナ |
| 広告営業・販売 | 松本崇敬, 中村恭平, 加藤 愛 |
| 発行所 | 株式会社 羊土社 |

〒101-0052　東京都千代田区神田小川町 2-5-1
TEL 03(5282)1211 ／ FAX 03(5282)1212
E-mail　eigyo@yodosha.co.jp
URL　www.yodosha.co.jp/

印刷所　三報社印刷株式会社
広告申込　羊土社営業部までお問い合わせ下さい.

体外診断用医薬品
承認番号 30200EZX00093000

新発売

保険適用

プロカルシトニンキット

# ヴェリファスト® PCT

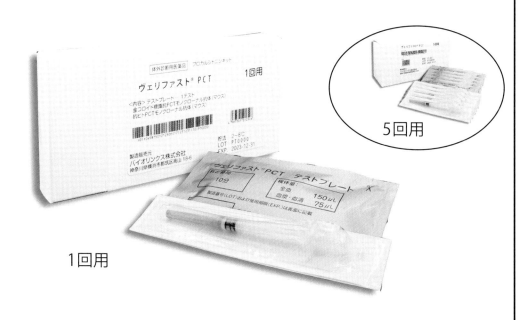

5回用

1回用

---

使用目的、用法・用量（操作方法）を含む使用上の注意等については添付文書を参照してください。

---

包装単位：テストプレート 1 枚（1回用）／ 5 枚（5回用）

製造販売元
**バイオリンクス株式会社**
〒224-0065
神奈川県横浜市都筑区高山 18-6

製造元
**株式会社日本凍結乾燥研究所**
東京都清瀬市松山三丁目 1 番 5 号

販売元
**日本ビーシージー製造株式会社**
（資料請求先）
**カスタマーセンター**
〒112-0012
東京都文京区大塚一丁目 5 番 21 号
TEL 03-5395-5590
http://www.bcg.gr.jp/

2021 年 5 月作成 PIDD282108-BKMYA

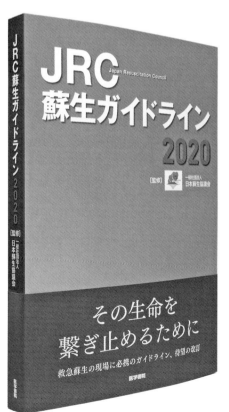

# 糖尿病専門医研修
# ガイドブック（改訂第8版）
## 日本糖尿病学会専門医取得のための研修必携ガイド

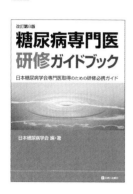

日本糖尿病学会　編集

□B5判　580頁　定価9,350円（本体8,500円＋税）ISBN978-4-7878-2432-5

日本糖尿病学会専門医認定委員会による「糖尿病専門医研修カリキュラム」に準拠したガイドブックの改訂第8版．2017年発行の改訂第7版の項目を改めて大幅に見直した．『糖尿病診療ガイドライン2019』に準拠し，食事療法，患者の自己管理教育・療養指導を充実．新規薬剤や臨床エビデンスについてもアップデート．日本糖尿病学会が総力を結集したスタンダードテキストであり，糖尿病専門医を目指すすべての医師必携の書！

■目次

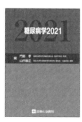

# 糖尿病学2021

国家公務員共済組合連合会　虎の門病院院長　門脇　孝
東京大学大学院医学系研究科　糖尿病・代謝内科教授　山内　敏正　編集

□B5判・172頁・定価10,450円（本体9,500円＋税）ISBN978-4-7878-2507-0

日進月歩の糖尿病学のなかでも特に日本人研究者の研究を取り上げ,専門的に紹介したイヤーブック.今年も基礎研究から臨床・展開研究まで,この1年の進歩が18編の論文に凝縮されている.これに加え,2020年Claude Bernard賞受賞の栄誉を受けた編者による巻頭論文(特別企画)では,そのinnovative leadershipを讃えられた一連の革新的研究のこれまでと現在の課題を解説.糖尿病研究者のみならず一般臨床医にとっても必読の書.

診断と治療社

〒100-0014　東京都千代田区永田町2-14-2山王グランドビル4F
電話 03（3580）2770　FAX 03（3580）2776
http://www.shindan.co.jp/
E-mail:eigyobu@shindan.co.jp

（21.08）

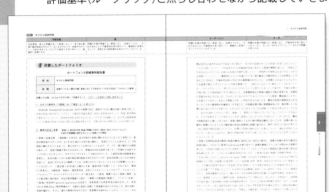

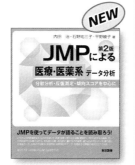
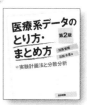
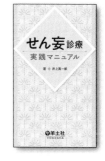
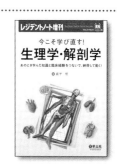

# レジデントノート　12月号
## 掲載広告　INDEX